呵护你的甲状腺

变幻莫测的人体小蝴蝶

上海市甲状腺疾病研究中心

┃ 权威作品 ┃

余 飞◎主编

**THYROID
GLAND**

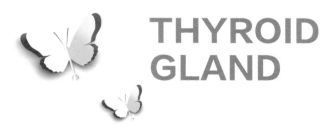

上海交通大學 出版社
SHANGHAI JIAO TONG UNIVERSITY PRESS

内容提要

近年来甲状腺疾病发病率逐年攀升,体检发现甲状腺结节的患者也越来越多。针对此现象,本书以贴近百姓的语言、比拟的手法诉说甲状腺的故事,希望没有医学背景的人也能不费力地读懂本书并得到指导。全书贯通了中西医整合理念,详解甲状腺疾病的全方面健康知识,具体包括甲状腺基础知识、甲亢、甲减、桥本甲状腺炎、甲状腺结节及甲状腺肿瘤等甲状腺疾病诊治、康复、预防的方法。本书适合甲状腺疾病患者及大众阅读参考。

图书在版编目(CIP)数据

呵护你的甲状腺:变幻莫测的人体小蝴蝶/余飞主编. —上海:上海交通大学出版社,2022.12(2024.10 重印)
ISBN 978 - 7 - 313 - 28185 - 2

Ⅰ.①呵… Ⅱ.①余… Ⅲ.①甲状腺疾病-防治
Ⅳ.①R581

中国版本图书馆 CIP 数据核字(2022)第 246414 号

呵护你的甲状腺——变幻莫测的人体小蝴蝶
HEHU NI DE JIAZHUANGXIAN ——BIANHUANMOCE DE RENTI XIAO HUDIE

主　　编:余　飞
出版发行:上海交通大学出版社　　　　地　　址:上海市番禺路 951 号
邮政编码:200030　　　　　　　　　　电　　话:021 - 64071208
印　　制:上海景条印刷有限公司　　　经　　销:全国新华书店
开　　本:880mm×1230mm　1/32　　印　　张:5.75
字　　数:129 千字
版　　次:2022 年 12 月第 1 版　　　　印　　次:2024 年 10 月第 2 次印刷
书　　号:ISBN 978 - 7 - 313 - 28185 - 2
定　　价:52.00 元

编委会

主 审

滕卫平

国务院特殊津贴专家,中华医学会内分泌学分会第九届主任委员

主 编

余 飞

副主编

颜琼枝 李 琳

编 委(按姓氏笔画排序)

王正实 王任飞 尹宇振 朱 辉 毕德玺

杨梦蝶 张佳佳 张 涵 陈万里 陈磊磊

姜 维 秦珊珊 唐翠松 黄玥晔 黄琼漪

彭成忠 樊 鑫 戴佳奇

绘 图

戴华诚 石 庆

序 一

　　2017 年，"上海市甲状腺疾病研究中心"（以下简称"中心"）在同济大学附属第十人民医院挂牌成立（上海市卫健委授牌）。中心汇集了内分泌科、甲状腺外科、超声医学科、核医学科、病理科、放疗科、中医科、精神科八大学科的优势力量，统一规划流程诊疗，统一制订方案，以整合医学诊疗模式构建了真正意义上的"以疾病为中心"的一体化诊疗中心。中心在发展过程中始终坚持医、教、研并重，建立了沪上首个规范化的甲状腺疾病诊疗基地，形成了"四个中心一个平台"，包括甲状腺疾病早期诊断中心、影像诊断和射频消融介入治疗中心、核医学检测治疗中心、甲状腺肿瘤外科手术治疗中心以及一个设施完备的病理与分子生物学基因检测平台，在临床上取得了显著效果。同时中心在甲状腺癌相关研究工作中也取得显著成绩，获得上海市科技进步一等奖 1 项、华夏医学奖 2 项、教育部二等奖 1 项，主编出版系统性学术著作《甲状腺疾病的核医学诊断与治疗》，牵头或参与制订甲状腺相关指南 6 项，多项研究成果实现转化。

　　习近平总书记多次指出，"科技创新、科学普及是实现创新发展的两翼，要把科学普及放在与科技创新同等重要的位置"。中心始终以践行"两翼理论"为宗旨，以扎实的科研基础促进健康科普落地，让饱受甲状腺疾病困扰的患者对疾病有更加全面科学的认识,改善患者预后生活质量,降低社会经济负担。在《"健康中国2030"规划纲要》指导下,中心将普及甲状腺健康科普知识列为诊疗中的重中之重,以高能级、高整合、高规模的学科平台,承载甲状腺的"硬核"医学科普品牌。以"推进健康中国建设,提高人民健康水平"为目标,为广大甲状腺疾病患者提供全周期的健康科普服务,并实践将蕴含新技术与新方法的个体化综合诊疗科普化,得到了广大甲状腺疾病患者的认可。

作为上海市甲状腺疾病研究中心博士生导师、中国核学会科普教育委员会副主任、上海市核学会高级科普专家,余飞教授曾主编了《守护你的甲状腺——核医学有绝招》一书,从核医学的角度普及甲状腺健康知识,深受大众喜爱。此次再度主编《呵护你的甲状腺——变幻莫测的人体小蝴蝶》科普书,在本书中,余飞教授充分融合了全周期健康管理理念和整合医学理念,立足大众视角,聚焦甲状腺疾病本身,用拟人化的形象向大众传递呵护甲状腺健康的医学知识,将生涩繁杂的甲状腺疾病通过图文并茂的形式、通俗易懂的语言呈现于大众面前,既是在科普创作中的创新尝试,也是为中心的科普建设助添有力的一笔。

相信本书的出版,一定能让更多甲状腺疾病患者提升科学健康素养,消除因缺乏认知而带来的焦虑与恐慌。同时,也能让健康人群充分掌握甲状腺疾病防治知识,呵护甲状腺健康,获得高质量的幸福生活。

上海市甲状腺疾病研究中心主任

2022 年 7 月

序　二

　　有关甲状腺疾病的文字记载早在战国时期就有了,《庄子·德充符》就提到过"瘿"这个病症命名,它指的就是甲状腺疾病。《吕氏春秋·季春纪》一书也提出了甲状腺疾病的存在。《三因极-病症方论·瘿瘤证治》中又将"瘿病"分为五大类,分别为石瘿、肉瘿、筋瘿、血瘿、气瘿,对甲状腺的各类疾病已经有了一个比较完整的定义。

　　不仅如此,古代典籍中还明确提出甲状腺疾病的发病因素与地理环境有一定关联,另外中医理论中也认为甲状腺疾病是一类与"情志"相关的疾病,这些都与现代医学对甲状腺疾病的病因探索有一致性。而在疾病治疗中,中医注重整体观念,并且在调理情志方面又有其独特优势。撷中医精粹、取西医精准,中西医整合优势互补,可以让治疗更加安全、有效。

　　但探因和治疗不是医者的全部。两千多年前,《黄帝内经》就已经提出"上医治未病、中医治欲病、下医治已病",意思是医术最高明的医生是要帮助百姓预防疾病。"未病先防、既病防变"不仅是古代医家在几千年医学探索过程中总结凝练的智慧结晶,更是一种十分契合当下社会发展要求的健康理念。"治未病"理念的传承与发扬是一名医者能否成为"上医"的关键因素。而在我看来,这种理念最佳的承载形式,便是医学科普。

　　2016 年中共中央、国务院印发了《"健康中国 2030"规划纲要》，把健康摆在优先发展的战略地位。2017年国务院办公厅发布了《中国防治慢性病中长期规划（2017—2025年）》，以科学普及来指导开展自我健康管理，促进大众自觉形成健康的行为和生活方式。而近几年在抗击新冠病毒的战斗中，医学科普更是将"每个人是自己健康第一责任人"的理念深入人心。实践证明，"健康中国"这一战略目标的实现，离不开医学科普。只有向大众开展及时有效的医学知识普及工作，提高全民的健康素养，才能实现人人享有健康的梦想。

有幸曾与上海市甲状腺疾病研究中心的余飞教授团队有过几次交流，可以看得出他不仅非常注重西医、中医的互学互融，更是在医学科普实践中有着丰富的阅历和扎实的基础。此次其主编的《呵护你的甲状腺——变幻莫测的人体小蝴蝶》一书，始终贯彻着"治未病"的健康理念，既从中西医整合的角度对甲状腺疾病的病因、分类、诊断、治疗、预防等多方面进行了深度剖析，又以浅显的语言和形象的图文、音频、视频等形式进行了全方位的医学知识普及，是一本融科学性、文化性与趣味性于一体，适合大众阅读的健康知识科普读物。相信每一位读者都能从中有所收获，掌握呵护甲状腺健康的方法，远离甲状腺疾病。

方邦江

岐黄学者
长江学者
上海市名中医
2022年8月

前　言

近年来,甲状腺疾病的检出率越来越高,2021年中华医学会内分泌学分会发表的数据显示,我国甲状腺疾病总体患病率为50.96%;《2021版上海百万城市体检人群健康报告》显示:在上海城市随访确诊癌症人群中,甲状腺癌占比33.11%,排名第一。这些数据值得我们医者关注和公众重视。如何让公众科学地了解甲状腺疾病,快速易懂地掌握防病治病知识,对于人民健康至关重要。我和同事们(上海市甲状腺疾病研究中心)多次商榷,决定编纂老百姓"看得懂、学得会、用得上"的甲状腺科普书籍。

2021年,在上海市核学会和上海交通大学出版社的指导帮助下,我们第一部关于甲状腺疾病的科普著作《守护你的甲状腺——核医学有绝招》出版。该书的特色在于:把貌似神秘的"核医学"技术在甲状腺疾病防治中的不可替代作用,清晰地展示给读者,也破解了老百姓普遍存在的"谈核色变",该书也荣获国家级学会科普奖——中国核学会科普奖(2022年)。

为了让读者能更全面地认识甲状腺疾病及其"防、治、康、养"一体化健康知识,历时一年编纂,我们第二部关于甲状腺疾病的科普著作《呵护你的甲状腺——变幻莫测的人体小蝴蝶》和大家见面了。作为"人体甲状腺,健康三部曲"的第二部,我认为有三个特点值得大家关注。第一，本书对甲状腺疾病进行系统全面介绍，"一书在手，即可纵览甲状腺所有疾病知识"，并辅以简明图画，达到"人人都看懂"的目的；第二，甲状腺形状似蝴蝶，有"人体小蝴蝶"之称，本书让"人体小蝴蝶"为自己代言，以拟人方式，活化甲状腺疾病的各种状况和日常预防保健技巧；第三，祖国医学在甲状腺疾病治疗中有重要作用，本书邀请国医大师颜德馨教授的传人颜琼枝担任副主编，特别增加可以便捷使用的药茶、药膳等中医药知识。总之，希望本书能让读者对甲状腺疾病有全面认知，消除困惑、迷茫、焦虑、不安，成为自己"人体小蝴蝶"的掌门人。

特别感谢我国甲状腺疾病领域的权威专家滕卫平教授，虽工作繁重，仍殚精伏案为本书主审；感谢岐黄学者、上海市名中医方邦江教授在中西医结合防治甲状腺疾病领域给予的谆谆教导和翔实指点；感谢我的良师益友，上海市甲状腺疾病研究中心主任曲伸教授在编纂中给予的全程指导；感谢本书编委会团队全体成员的辛勤付出。

本书得到了上海市"科技创新行动计划"科普专项（22DZ2304400）、上海市健康科普专项计划（JKKPZX－2022－A26）、上海市静安区科普专项（KP202210）等政府专项课题和资金的资助支持。

由于编者的水平有限，不免有疏漏不当之处，敬请读者指正。

上海市甲状腺疾病研究中心　　余飞

2022 年 7 月

目　　录

呵护你的甲状腺——变幻莫测的人体小蝴蝶

目录

引　言

人体小蝴蝶的自述

嗨！各位好，我是人体里的小蝴蝶——甲状腺，今天和大家初见面，非常高兴。相信很多人都听说过我，但对我知之甚少。

人体的颈部正中是我的居家所在，我的肤色为棕红色，有左右两个侧叶，就像蝴蝶的一对翅膀，中间以峡部相连，所以大家都愿意称我为"人体小蝴蝶"。

你们可能意想不到，尽管我的个子小、分量轻，看似微不足道，但是力量却无穷大。我可是人体内最大的内分泌器官，分泌着调节人体生命活动的甲状腺激素，对人体的生长发育以及新陈代谢都起着至关重要的作用，因此也常被称为"人体发动机"。我喜欢飞舞在人体这片花海之中授粉采蜜，让生命开出极尽灿烂之花。

不过有时候我也会心绪波动，发点脾气，因为我"甲亢"了；

又有时候我会变得非常懈怠，毫无干劲，因为我"甲减"了；

还有时候我也会头疼脑热"感冒"了，因为我"亚甲炎"了；

更有时候我变得很纠结，因为我长了"甲状腺结节"，弄不清良恶性让我惊慌失措。

……

幸好我有很多医学界的好朋友,他们有许多非常好的方法可以及时帮我发现疾病、治疗疾病,助我早日恢复健康,他们与我之间有很多奇妙的故事。接下来,你会听到发生在我身上的那些医学故事,了解到如何守护好自己的甲状腺。

第 一 章

认识人体小蝴蝶

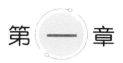

　　我的名字叫甲状腺，也称为"人体小蝴蝶"。正常情况下，我是各位亲密无间的朋友，是维护人体内分泌系统稳定不可或缺的一分子；然而当我生病时，也可能会引发各位身体的诸多不适，但我愿与各位并肩作战，战胜疾病，守护健康。

——人体小蝴蝶的自白

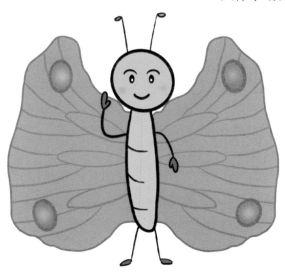

第一节　人体小蝴蝶家住哪儿

你是不是特别好奇，为何将甲状腺称为人体小蝴蝶？

这是因为甲状腺形如蝴蝶，中间的"峡部"类似于蝴蝶的身体，左右两边的"侧叶"则形似于蝴蝶的一对翅膀，它体型较小，分量又轻，却可以维护人体内分泌的稳态，为人体提供生命的能量，所以大家亲切地称它为"人体小蝴蝶"。

自然界的蝴蝶以树叶或花草的背面为巢，那人体小蝴蝶的家在哪儿呢？下面我们就为大家揭秘，看看它安居何处。

（一）两室一厅不简陋

人体小蝴蝶的家可不是陋室，从甲状腺本身的结构来说，我们又可以把它想象成一座"两室一厅"的房子。左右两边侧叶就是房子的两室，里面住着无数个甲状腺滤泡。滤泡大小不等，内有直径为

视频

0.02～0.9毫米的胶质滤泡，呈圆形、椭圆形或不规则形。它们可谓功不可没，因为机体不可缺少的甲状腺激素就是经它们在这间房子里加工生产的。房子的"厅"，就是中间的峡部，它将两室连接贯通，构建了人体小蝴蝶温馨的家。

安家何处

下面就向各位告知人体小蝴蝶的具体住址：颈部的正中。对于男性来说，更容易找到它的家，因为男性喉结下方2～3厘米的位置就是它筑巢所在。

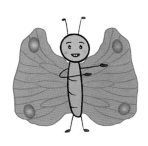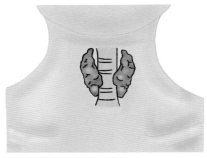

房子周围有许多亲密邻居

新生期的人体小蝴蝶质量约为 1.5 克,而成年的小蝴蝶质量为 15～25 克,到了老年期的小蝴蝶,也会轻微退化。小蝴蝶的每只翅膀,即两侧叶,长 4～5 厘米、宽 2～3 厘米、厚约 2 厘米,上端尖细,下端圆钝,前凸背凹,贴附在喉下部和气管上部的外侧面,上端位于甲状软骨中部,下端位于第六气管软骨处。蝴蝶身体,即峡部高宽各约 2 厘米、厚 0.5 厘米,处于第二至第四气管软骨的前方。甲状腺的侧叶后方通常还有 4 枚甲状旁腺,其内侧有喉返神经通过。

覆在甲状腺外的纤维囊称为真被囊,它伸入小蝴蝶内部的腺组织,将腺体分成大小不等的小叶。在甲状腺侧叶与环状软骨之间常有韧带样的结缔组织相连接,故甲状腺可随吞咽而发生上下移动。

人体小蝴蝶的周围可是聚集了不少邻居。前面由浅入深的层次是皮肤、皮下组织、颈深筋膜浅层、舌骨下肌群、内脏筋膜壁层和脏层。后面与喉、气管、咽、食管以及喉返神经相邻。后外侧有颈动脉鞘及其内含物、颈交感干。

当人体小蝴蝶变胖,即甲状腺肿大时,可能会对邻居产生不利影响。比如压迫到气管和食管，严重的时候会导致气管软骨环软化，引起呼吸、吞咽困难；如果压迫喉返神经，则可引起声音嘶哑；如果发生甲状腺癌，则可压迫交感干，出现霍纳综合征，表现出一侧眼球内陷、瞳孔缩小、上睑下垂、结膜充血、面部潮红无汗等症状，另外超声检查时可见颈总动脉搏动向外移位表现。

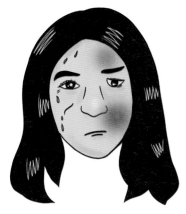

霍纳综合征表现

（二）小·摆件很丰富

正如大家会把家里布置得漂漂亮亮一样，人体小蝴蝶家里也很棒，家里的小摆件让这座房子生生不息。

摆件一：丰富的血管网

人体小蝴蝶内有丰富的血管网，既有动脉又有静脉。甲状腺上下动脉分别是颈外动脉和锁骨下动脉的分支，而甲状腺上下动脉本身又均有分支，在甲状腺的上下左右以及与喉部、气管、咽部、食管的动脉分支都互相吻合，所以甲状腺的血液供应非常丰富。即便因为疾病进行了甲状腺大部切除，结扎两侧甲状腺上下动脉，也并不会引发残留甲状腺的血液供应障碍。甲状腺的静脉主要有三支，即甲状腺上、中、下静脉，其中上、中静脉血液流入颈内静脉，下静脉血液流入无名静脉，最后回流至心脏。

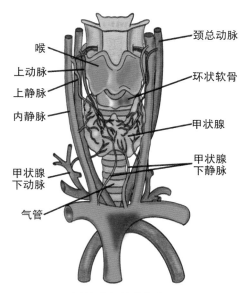

喉
上动脉
上静脉
内静脉
甲状腺
下动脉
气管

颈总动脉
环状软骨
甲状腺
甲状腺
下静脉

甲状腺血管的解剖图

摆件二：纵横交错的神经网络

甲状腺的神经有交感神经纤维和副交感神经纤维。交感神经来自颈中节,伴甲状腺上动脉入腺体,其功能是使血管收缩,通过调节血液供应间接影响甲状腺滤泡的分泌,如果电刺激交感神经可增加甲状腺滤泡分泌甲状腺激素。副交感神经纤维来自迷走神经,经喉返神经及后上神经分布于腺体,其作用与交感神经相反,两者相互制约形成平衡,稳定甲状腺内环境。

第二节 人体小蝴蝶的蝴蝶效应

人体小蝴蝶个子虽不大,但其能量却很大,足以在人体中掀起一场蝴蝶效应。它又有一个别名"人体发动机",它分泌出的甲状腺激素在体内有广泛的生理作用,可以产热温暖人体,可促进人体的生长发育和成熟,对神经系统及心血管系统的功能状态以及某些物质代谢也具有促进和调节作用。

（一）小·蝴蝶点燃"生命之火"

我们通常将人体小蝴蝶所生产的甲状腺激素称为人体发动机的"生命之火"。然而生命之火无论是烧得过旺,还是火苗微弱,都可能无法保持机体正常的功能,从而引发甲状腺疾病的发生。下面我们就为你揭开人体小蝴蝶与"生命之火"之间的故事。

音频

甲状腺激素有两大家族

T_3、T_4,想必大家都有耳闻? 这就是甲状腺激素,也就是你的生命之火。T_3 家族又可分为 TT_3、FT_3,T_4 家族又可分为 TT_4、FT_4。它们也有中文名,让我们来看一下图解,对这个家族成员有一个直观认识吧!

视频

甲状腺激素的主要合成原料是碘原子,TT_3、FT_3、TT_4、FT_4 这四枚"生命之火"根据所拥有的碘的数量分成两个家族。

T_4 家族拥有 4 个碘的总甲状腺素(TT_4)和游离甲状腺素(FT_4)。FT_4 是 TT_4 的生理活性形式,是甲状腺功能状态的真实反映。T_4 是甲状腺分泌的主要产物,也是构成下丘脑-垂体-甲状腺调节系统不可缺少的成分。T_4 测定可用于甲状腺功能亢进的诊断、原发性和继发性甲状腺功能减退的判定和 TSH 抑制治疗[①]的监测。

---

① TSH 抑制治疗是甲状腺癌手术后的一种治疗方法。

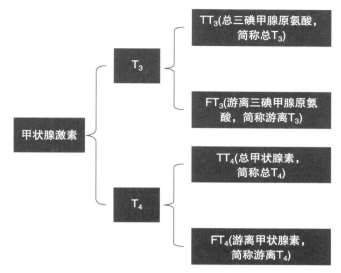

甲状腺激素家族

T_3 家族拥有 3 个碘的总三碘甲腺原氨酸（TT_3）和游离三碘甲腺原氨酸（FT_3）。FT_3 是 TT_3 的生理活性形式，FT_3 对甲亢诊断很敏感，是诊断 T_3 型甲亢的特异性指标，且不受结合蛋白浓度和结合力改变的影响。T_3 是甲状腺激素对各种靶器官作用的重要激素，主要在甲状腺以外，大部分在肝脏由 T_4 经脱碘生成。因此，T_3 浓度反映甲状腺对周边组织的功能优于反映甲状腺的分泌状态。T_3 是查明早期甲亢、监控复发型甲亢的重要指标。

T_4"人多势众"，但 T_3 是"三千精骑"

人体中 93％的甲状腺激素是总甲状腺素，7％是总三碘甲腺原氨酸，所以总甲状腺素是多数派，总三碘甲腺原氨酸是少数派。虽然总甲状腺素的储量是总三碘甲腺原氨酸的十几倍，但是总三碘甲腺原氨酸的战斗力是总甲状腺素的 5 倍，所以总三碘甲腺原氨酸可谓是"三千精骑"。

大家可能会问,甲状腺激素前面加的"总"和"游离"有啥区别？可以这样理解,"总"甲状腺激素是我们的总兵力,它们随时缓冲着甲状腺分泌活动的急剧变化,而"游离"甲状腺激素是一线作战部队。一线作战部队的数量可能只是总兵力的百分之一,却是在一线发挥甲状腺激素"生命之火"作用的实际作战力量。

"生命之火"调节八大生理功能

人类在胚胎期,生命之火就已经开始燃烧,此时甲状腺激素能促进神经增殖和神经元骨架的发育、调控幼年期的生长发育、促进骨化中心发育成熟、加速软骨骨化、促进长骨和牙齿的生长。人类成年后,它能增强能量代谢,可调节人体的糖、脂肪、蛋白质的代谢。它主要有八大生理功能,如下图所示。

视频

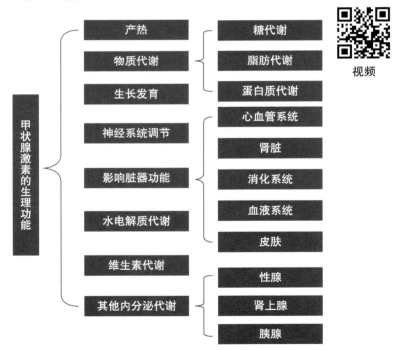

甲状腺激素的生理功能

"生命之火"也有指挥官

甲状腺激素是生命之火，但你是否知道，它还有指挥官，那就是促甲状腺激素（TSH）。

作为"生命之火"的指挥官，TSH能促进甲状腺细胞增生，维持甲状腺滤泡细胞的生长发育，促进甲状腺合成和分泌甲状腺激素，为人体正常发育源源不断地输送"兵力"。假如"兵力"过剩，指挥官就会收到减少分泌的反馈，进行"裁军"。假如指挥部长期未收到反馈，指挥官则持续"增兵"，可导致"小蝴蝶"显著增生增重，甚至形成甲状腺结节。

大家在医院拿到自己的甲状腺功能验血报告时，如果发现"指挥官"指标后有"↑"或"↓"的指示箭头，可能是下表所列几种情况。

促甲状腺激素指标异常原因

促甲状腺激素（TSH）	原　　因
TSH增高（↑）	原发性甲减
	伴有甲状腺功能低下的桥本氏甲状腺炎
	异位TSH分泌综合征
	垂体TSH瘤
	亚急性甲状腺炎恢复期
	摄入金属锂、碘化钾、促甲状腺激素释放激素
TSH降低（↓）	甲亢
	甲状腺癌术后激素抑制治疗
	垂体性甲状腺功能低下
	非促甲状腺激素瘤所致的甲状腺功能亢进
	摄入阿司匹林、皮质激素及静脉使用肝素

最后,仍需要结合其他检查,仔细辨别,判断 TSH 异常的确切原因,做到疾病早发现早诊治。

(二)小蝴蝶的能量来源

含碘量高的食物:

海带　　　　　　紫菜

含碘量中等的食物:

虾　　　　　　蟹　　　　　　扇贝

含碘量低的食物:

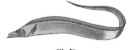

带鱼

海鲜的含碘量

人体小蝴蝶若想点燃生命之火,就需要原料。碘和甲状腺球蛋白就是生命之火的燃料,在甲状腺球蛋白的酪氨酸残基上发生碘化,并合成甲状腺激素。

人体中的碘 80% 以上来自食物,10%～20% 来自饮水,0～5% 来自空气。众所周知,除了日常食用的加碘盐,海鲜也是含碘较丰富的食物。一般所说的海鲜包括三类:藻类、虾贝类、鱼类,它们的含碘量其实有天壤之别,呈现三个等级。海带、紫菜、海苔属藻类,属于含碘量高的食物;虾、蟹、扇贝等则是虾贝类,属于含碘量中等的食物;鱼类中的海鱼(如带鱼、三文鱼、小黄鱼等)以及绝大多数淡水鱼,属于含碘量低的食物。

当含碘的食物进入消化道后,碘会在胃和小肠中被迅速吸收,在没有进食的空腹状态下,1～2 小时就可以完全吸收;如果胃肠道里有食物,那么基本上 3 个小时也可以完全吸收了。

碘作为燃料经人体吸收后,在甲状腺球蛋白上形成甲状腺激素,并在腺泡腔内以胶质的形式储存。甲状腺储存的量很大,可供机体利用 50～120 天之久。当甲状腺受到 TSH 刺激后,甲状腺激素会释放到血液循环中,它会以两种形式在血液中运输,一种是与血浆蛋白结合,即成为 TT_4 和 TT_3,另一种则呈游离状态,即成为 FT_4 和 FT_3,这两者之间可以互相转化,维持动态平衡。事实上真正可以进入细胞发挥作用的是游离状态的 FT_4 和 FT_3。

所以碘对人体小蝴蝶来说,是极为重要的能量来源。日常生活中,我们要学会科学合理摄取碘。之后的篇章会详解科学摄碘的方法。

第三节 人体小蝴蝶的远亲近友

不论是谁,都有很多亲朋好友,小蝴蝶也有一些远亲近友呢,关系亲密,并且共同守护着人体的健康。下面就来一起认识一下小蝴蝶的这些亲戚和朋友。

(一)远亲——下丘脑和垂体

首先向大家隆重介绍人体小蝴蝶的两位远亲:"下丘脑"和"垂体"。

人体内分泌系统有三大分支系统,其中一大分支为"下丘脑-垂体-甲状腺轴",下丘脑、垂体和甲状腺这三个内分泌器官,共同形成一系列反馈机制。

下丘脑是家庭核心

在"下丘脑-垂体-甲状腺轴"上，下丘脑妥妥的是这个大家庭的核心。

下丘脑是间脑的组成部分，是调节内脏及内分泌活动的中枢。下丘脑自前向后，可以分为三部分，即前部、中部和后部。

下丘脑具有许多细胞核团和纤维素，与中枢神经系统的其他部位有密切的联系，不仅通过神经和血管途径调节脑垂体前后叶激素的分泌和释放，而且还参与调节自主神经系统，如控制水盐代谢、调节体温等。

垂体是中流砥柱

垂体是这个家庭的中流砥柱，它是人体最重要的内分泌腺，分为垂体前叶和垂体后叶两部分。它分泌多种激素，如生长激素、促甲状腺激素、促肾上腺皮质激素、促性腺素、催产素、催乳素、黑色细胞刺激素等，还能够储藏下丘脑分泌的抗利尿激素。这些激素对代谢、生长、发育和生殖等有重要作用。

三者各司其职，又协同合作

在"下丘脑-垂体-甲状腺轴"这个家庭中，下丘脑是核心，它分泌的"促甲状腺激素释放素（TRH）"是它向垂体发出的指令；垂体接收后，释放出"促甲状腺激素（TSH）"信号，继续向下朝甲状腺传递；甲状腺收到信号后，就会释放出人体所需的甲状腺激素。这条通路便是内分泌轴的正反馈机制。

这条内分泌轴又有负反馈机制。当甲状腺激素分泌过多时，会反馈到下丘脑和垂体，通知它们无须再下指令了，机体所需要的甲状腺激素已经足够，大家都可以先休息休息，待到需要时再继续干活。

这就是人体小蝴蝶与它的远亲"下丘脑"及"垂体"和谐相处

的模式,它们默契地配合着,共同维护着家庭的安全。

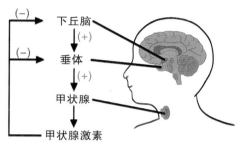

图中(＋)代表促进,(－)代表抑制

(二)近友——甲状旁腺

甲状旁腺是甲状腺的"近友",甲状旁腺也可能会发生功能亢进和功能减退,真可谓家家有本难念的经！大家有时候也要关心一下人体小蝴蝶的朋友哦！

甲状旁腺值守体内钙平衡

从胚胎的第5周开始,甲状旁腺便开始发育。需要注意的是,在胚胎发育过程中,甲状旁腺由于分裂增多或者发育不全,容易出现各种位置和数目变异。甲状旁腺的功能主要是分泌甲状旁腺素(PTH),以此调节体内钙和磷的平衡。

甲状旁腺也会发生功能亢进或减退

由于"甲状旁腺"与"甲状腺"仅仅一字之差,让很多人以为它们之间存在千丝万缕的关系,这其实是大家的误解。甲状旁腺功能亢进、减退与甲亢、甲减,从发病器官、发病原因、症状表现上看都完全不一样。

甲状旁腺功能亢进分原发性和继发性两种。原发性甲状旁腺功能亢进症是指由甲状旁腺素过度分泌所引起的疾病,以高钙血症、泌尿系统结石和骨骼的改变为特征。继发性甲状旁腺功能亢进症是指由于各种原因,通过某种机制刺激甲状旁腺增生、使甲状旁腺素分泌增多。慢性肾脏病或小肠吸收不良等导致的低钙血症和/或高磷血症是常见的病因。

甲状旁腺功能减退症是指由于甲状旁腺素分泌不适当地减少,在肾功能正常的情况下出现明显的低钙血症和/或高磷血症,24 小时的尿钙排泄减少。症状表现为手足麻木或抽搐等。

甲状旁腺是人体小蝴蝶的亲密朋友,我们要同时关心甲状腺和甲状旁腺,毕竟"远亲不如近友"嘛!

第二章

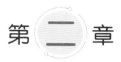

给人体小蝴蝶做个全面体检

　　我可是听说，中医里有这样一句话："不治已病治未病。"现代医学也一直提倡早诊断早治疗，然而很多疾病的发生往往是悄悄的、隐匿的，一旦表现出不适症状，病程已有一段时间，显然不是疾病的早期阶段。诚然，当我生病时，早期多数也无明显症状，我的主人未必能在第一时间就发现。正因如此，请大家爱护我们每一个人体小蝴蝶，定期体检，必能发现疾病的端倪，可以及早进行相应的治疗，"速战速决"将我的疾病遏制，护住身体的健康。

——人体小蝴蝶的自白

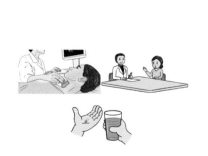

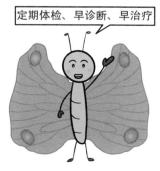

定期体检、早诊断、早治疗

第一节　验血透露秘密

验血是大家非常熟悉的一种检查项目,可用于多种疾病的诊断。验血,是俗称,在核医学专业上它可是有名有姓的,称为"体外分析技术"。不同的疾病,所检测的项目均有不同。与人体小蝴蝶相关的检测项目,你知道是什么吗? 那就是甲状腺功能测定。

(一)验血报告上密码有几许

要想知道自己的人体小蝴蝶是否正健健康康地工作着,那你就一定要查查甲状腺功能。什么是甲状腺功能? 它就相当于甲状腺给你发出的"摩斯密码"。

密码有几许? 小蝴蝶来给你编号:

甲状腺验血指标

视频

编号	密　码
1	FT$_3$(游离三碘甲腺原氨酸)
2	FT$_4$(游离甲状腺素)
3	TT$_3$(总三碘甲腺原氨酸)
4	TT$_4$(总甲状腺素)
5	TSH(促甲状腺激素)
6	TRAB(促甲状腺激素受体抗体)
7	TGAB(甲状腺球蛋白抗体)
8	TPOAB(甲状腺过氧化物酶抗体)

编号1~5的这5个密码：FT_3、FT_4、TT_3、TT_4以及TSH就是反映甲状腺功能状态的主要指标。前面已经详细介绍这5个密码的前世今生，这里就不再赘述。

编号6~8的这3个密码：TRAB、TGAB和TPOAB指的不是甲状腺功能，但也相当重要，它们是甲状腺的自身抗体，是自身抗体界的"间谍"。下面就让我们一起来抓出这三个可疑分子，揭露其真面目。

甲状腺自身抗体为何是"间谍"

正常情况下，机体由于抗原的刺激会产生一种具有保护作用的蛋白质，其主要功能是中和毒素和阻止病原体入侵。但是，不寻常的事发生了！自身免疫性甲状腺炎（桥本甲状腺炎）、原发性甲减（轻度与亚临床型）、弥漫性毒性甲状腺肿等多种甲状腺自身免疫性疾病患者的血循环中竟然有甲状腺抗体的存在！这些本不该存在的抗体咋就出现了？所以说这就相当可疑了！

间谍一：代号TRAB

促甲状腺激素受体抗体即TSH受体抗体（TRAB），它是一类具有异质性的特异性免疫球蛋白。TRAB性格多变，它可以分为2个亚型：甲状腺刺激抗体（TSAB）和抑制抗体（TBAB）。其中前者与自身免疫性甲状腺功能亢进（如毒性弥漫性甲状腺肿）的发病有关，而后者与自身免疫性甲状腺炎（如桥本甲状腺炎）有关。

间谍二：代号TGAB

正常情况下，大部分甲状腺球蛋白储存在甲状腺滤泡中；但当甲状腺因某些原因受到破坏，那么就会有大量的甲状腺球蛋白进入血液中，这时候它就成为一种潜在的自身抗原。体内的"警卫队"即人体的免疫系统一旦接触到这些自身抗原，会立即

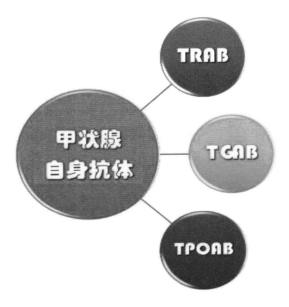

甲状腺自身抗体

报警,负责抵御入侵者的淋巴细胞会把这些过多的甲状腺球蛋白当作"敌人",从而产生对抗自身甲状腺球蛋白的抗体,即甲状腺球蛋白抗体(TGAB)。反过来,甲状腺球蛋白抗体也会逐渐地损伤甲状腺细胞并最终导致甲状腺组织的破坏,形成一个恶性循环。

间谍三:代号 TPOAB

甲状腺过氧化物酶(TPO)存在于甲状腺细胞的微粒体中。TPO 是一种潜在的自身抗原,当从细胞内向细胞外泄漏后,可刺激机体产生甲状腺过氧化物酶抗体(TPOAB)。TPOAB 破坏力很强,它会对甲状腺造成极大的损伤——抑制甲状腺激素合成、破坏甲状腺细胞,最终导致甲状腺功能减退症。

（二）破解密码，初见疾病端倪

视频

收到密码，需要破解，方可知晓人体小蝴蝶是否安好。那么血象报告该如何解读呢？赶紧看一下各项指标后是否有"↑""↓"，如果没有，可就要恭喜你了，你的人体小蝴蝶状态挺不错，可以正常工作；但如果存在上上下下的箭头，那可要留心了。记住两个原则，自己就可以对这些密码进行初步破解啦！

原则一：跷跷板原则

一般来说，FT_3 与 FT_4 的变化是一致的，甲亢患者的 FT_3 与 FT_4 升高，甲减患者的 FT_3 与 FT_4 降低，但是两者可以不完

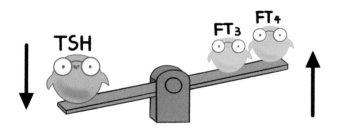

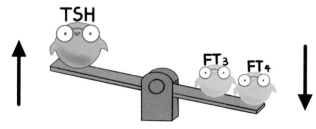

FT_3、FT_4 两个指标与 TSH 指标的跷跷板关系

全同步。例如在甲亢初期,由于 FT$_3$ 的活性程度较高,FT$_3$ 通常比 FT$_4$ 更早出现增高;而甲减时则会出现 FT$_4$ 先行降低。同时,TSH 受上述两种指标的负反馈调节,当 FT$_3$ 与 FT$_4$ 升高时,TSH 降低;当 FT$_3$ 与 FT$_4$ 降低时,TSH 升高,它们之间存在一种"跷跷板"的关系。值得一提的是,这种关系也有例外,例如垂体性甲亢患者,由于垂体腺瘤具有自主调控的功能,使得甲状腺激素的反馈机制失控,造成 FT$_3$ 与 FT$_4$ 升高,TSH 也升高;同理,垂体性甲减患者,造成 FT$_3$ 与 FT$_4$ 降低,TSH 降低或正常。

原则二: 甲状腺抗体不遗漏

对于初诊的患者,我们建议做甲状腺功能全套以及抗体检测。为何不能遗漏甲状腺抗体检测呢? 因为有些疾病在初期,甲状腺功能尚未表现出异常,甲状腺自身抗体则已经显示异常,可以通过抗体检测尽早发现疾病的影子。

TRAB 适宜于甲亢的诊断与评估

下列情况下,需要去医院检测我们的 TRAB 水平:①甲亢的鉴别诊断;②甲亢突眼病的诊断与评估;③甲亢孕妇(包括新生儿)的随访;④甲亢患者的治疗随访。

TGAB 提示甲状腺受到破坏

进行 TGAB 测定时,正常健康的人,报告上显示阴性。如果 TGAB 为阳性,就说明体内已经有大量的甲状腺球蛋白外溢,提示甲状腺可能受到破坏,人体小蝴蝶受伤了。

TPOAB 飙升或为桥本甲状腺炎

下列情况下,需要去医院检测我们的 TPOAB 水平:①不明病因的 TSH 升高;②不明病因的甲状腺肿;③病因未明的甲亢的鉴别诊断;④疑为多腺体自身免疫性疾病,比如桥本甲状腺炎;⑤自身免疫性甲状腺疾病的家族性评价;⑥作用于甲状腺药物(如锂盐、胺碘酮)或作用于免疫系统的药物(如干扰素)治疗过程中,诱发甲状腺疾患的危险评估;⑦孕期或产后甲状腺炎危险评估。

桥本甲状腺炎患者通常 TPOAB 指标较高。甲状腺功能正常而 TPOAB 阳性者需长期随访甲状腺功能。

第二节 影像学检查察识端倪

B 超、CT、MRI 是现代医学常用的检查方法,在对人体小蝴蝶进行体检时,也常会依赖于这些影像学检查。接着,我们就一起看看这三种不同的影像学检查如何各显神通。

(一)"蝶"影重重,各显身手

人体小蝴蝶是否生病不仅仅可以从血象中窥探,影像学检查也是极好的手段。仪器下,小蝴蝶的身影慢慢在你面前展开,你可以看到它到底是振翅飞翔,还是萎靡不振。首先,让我们来认识一下三位探影大拿。

视频

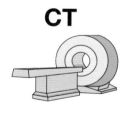
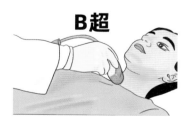

B超是检查甲状腺的主要影像手段

如今,B超已经成为检查甲状腺最主要的影像手段,它可以弥补甲状腺触诊的不足,发现结节、囊肿、腺瘤、癌肿等病变。

人体小蝴蝶的位置本身在颈部非常表浅处,有经验的医生通过触诊就可以摸出那些比较大的或者特别表浅的结节,但对于一些小的结节或比较深的结节,触诊较难摸到。与其他几类影像学检查相比,甲状腺超声检查对软组织分辨力极高。同时超声是一种绿色检查方法,无放射性,不需要服药,无辐射,无创伤性,易为大众所接受。而且甲状腺的蝴蝶形状及内在,与周围组织的结构明显不同,特别适合做超声检查,因此超声检查是甲状腺检查最主要的影像学手段。

CT可以显示甲状腺与周围组织的关系

CT也是目前甲状腺检查常用的手段。很多人认为CT显示甲状腺比超声更清楚、准确性更高。事实上,对于甲状腺,它的显像能力并不如超声。甲状腺CT在分析甲状腺肿大的病因及鉴别甲状腺结节的良恶性方面有局限性,且CT检查有辐射,因而不作为甲状腺检查首选方法。

这并不是说CT毫无价值可言,CT平扫能清楚显示甲状腺的大小、形态、密度,对于甲状腺内的结节,也能显示其大小、形态、密度。对于甲状腺肿瘤,能观察局部淋巴结是否增大、邻近结构是否受到侵犯及是否转移至远端部位。对于手术患者,可以明确甲状腺病变的范围及与周围组织如气管、食管、颈部大血管的关系。CT还可通过甲状腺密度变化间接提示甲状腺的功能状态。

MRI 对甲状腺周围软组织显像更好

甲状腺 MRI 检查可以多序列、多方位显示甲状腺病变情况，其良好的软组织对比，使甲状腺及邻近结构得到很好显示。通过动态增强扫描、弥散加权成像（DWI）等功能成像可对甲状腺结节良恶性进行评估。但是 MRI 对钙化不敏感，检查时间长，容易受呼吸和吞咽动作影响，因此 MRI 在甲状腺的影像学检查方面应用不是很多。

（二）护"蝶"铠甲，辨知真"甲"

影像学检查可谓护"蝶"铠甲，它们在甲状腺疾病的诊断上各司其职，功不可没。近年来，体检发现越来越多的甲状腺结节，不少人不知结节的良恶性，心存恐慌，希望能通过有效的方法对结节进行良恶之分。那影像学检查是否可以达到这一效果呢？

B 超的主要功能

它的功能主要有以下几方面，赶紧了解一下。

第一，可以基本明确甲状腺肿大的特点和性质，比如是弥漫性肿大，还是局限性肿大，是否伴有甲状腺结节。

第二，可以用于鉴别甲状腺肿物是囊性还是实性，明确其与甲状腺的关系。

第三，可以看清肿物或结节是单发，还是多发。

第四，能够发现≥0.2 厘米的结节，并确定结节的数量。

第五，便于对甲状腺手术后或用药后的疗效进行随访。

第六，有助于判断结节的良恶性。

良性的结节有甲状腺腺瘤、甲状腺囊肿等，恶性的结节即甲状腺癌，它们在 B 超显像上是有一定区别的。

甲状腺腺瘤　B超显示甲状腺大小正常或局限性增大,瘤体形态呈圆形、椭圆形,多为单发,边界清楚,包膜完整,边缘大多可以见晕征,内部呈实质性低回声、强回声、等回声,腺瘤周边的声晕处可见呈环状分布的较丰富的动静脉血流信号。若腺瘤囊性变则呈无回声;若腺瘤内出血则呈混合型无回声;乳头状囊腺瘤的囊壁可见乳头状或团块状突起。

甲状腺囊肿　B超显示甲状腺大小正常或局限性增大。单纯性囊肿表现为形态规则的无回声区,边界清晰锐利,内透声好,后壁和后方回声增强;出血性囊肿多有外伤或局部疼痛史,表现为突然增大的边界不规则的囊性肿块,内可见多个分隔。

甲状腺癌　甲状腺癌最常见的B超声像图表现特点为低回声结节,形态不规则,纵横比>1(竖着的结节),边界模糊,内回声不均质,结节内微钙化,大部分结节内可见点条状血流,可伴有淋巴结转移;少数甲状腺癌也可无具体结节,以"正常"甲状腺内显示微钙化为唯一表现。

CT 的优势

虽然CT不作为甲状腺的首选影像学检查方法,但也有一定优势。

第一,胸骨后的病变,由于胸骨遮挡,超声往往很难全面显示病变及病变与周围结构的关系。

第二,体积较大的3厘米以上病变,超声很难在同一个平面完整性地显示瘤体,即使通过全景成像显示,其分辨率也会大打折扣。

第三,怀疑是恶性肿瘤包膜及周围侵犯的病变,CT可以更好地显示病变与周围结构的关系,是术前制订方案的较重要的参考依据。

第四,已经怀疑有颈部淋巴结转移,这是超声的弱势板块,可通过 CT 检查明确。

第五,钙化的结节也适宜做 CT 明确,因为钙化会引起严重的声音衰弱,所以仅靠 B 超检查,可能会掩盖病变的真实大小和回声。

CT 又是如何判定甲状腺结节是良性还是恶性呢?

甲状腺腺瘤　平扫表现为正常高密度甲状腺背景下的类圆形低密度灶,相对于颈部肌肉可呈稍高密度、等密度或低密度。多为单发,少数为多发,累及一侧叶或两侧。病灶直径为 1～5 厘米,边缘清楚、光整,内部密度均匀,周围常可见包膜。有完整包膜的单发甲状腺结节多为甲状腺腺瘤。部分腺瘤内可见钙化或囊变。腺瘤合并出血时,呈高密度表现。病灶较大可使器官受压移位。增强扫描,呈结节样不均匀强化,病灶强化程度等于或略低于正常甲状腺组织,囊变部分不强化。

甲状腺癌　平扫表现为累及单侧或双侧的形态不规则的不均匀低密度区,瘤灶内可见钙化,可为细粒状、斑片状或壳状,少数病灶可见坏死、囊变,故 CT 值变化范围较大。增强扫描,病灶实性部分不均匀强化,强化程度低于正常甲状腺组织,"半岛"状瘤结节及瘤周强化"残圈"征提示甲状腺诊断。如果有周围器官受侵犯或转移至颈部淋巴结,则强烈提示甲状腺癌。

视频

第三节　核医学检查辨小蝴蝶真伪

想必大多数人对核医学知之甚少,但其实在甲状腺的疾病诊治中,它可谓成绩斐然,屡立奇功。它利用碘与甲状腺的亲密关系,细辨疾病,如今俨然成为甲状腺疾病诊治中不可或缺的重要一员。现在就一起来了解一下核医学是如何诊断甲状腺疾病的。

（一）甲状腺功能好不好,一"探"便知

《西游记》里的六耳猕猴和孙悟空长得几乎一模一样,只有如来佛祖能辨别出哪个是真的孙悟空。在甲状腺疾病中,也会有这种相似的情况,核医学有个"功能探测仪",通过"甲状腺摄碘-131功能试验"可以一探便知。

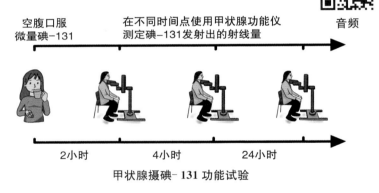

甲状腺摄碘-131功能试验

摄碘-131功能试验简便易行

甲状腺摄碘-131功能试验在甲状腺疾病诊断中应用较为广泛,是辅助医生诊断甲亢、甲减的重要帮手。

利用"甲状腺功能仪"测定甲状腺摄碘率的原理:患者空腹口服微量碘-131,经胃肠吸收后随血液经过甲状腺,迅速被甲状腺滤泡上皮细胞摄取。摄取的量和速度与甲状腺的功能密切相关,甲亢患者摄取量多且快,而甲减患者摄取量少而慢。被甲状腺摄取的碘-131能够发射出射线,测定不同时间点的甲状腺

部位射线的量,就可以计算相应时间点甲状腺摄碘率,从而反映甲状腺的功能状态。

摄碘-131功能试验用途广泛

估算碘-131治疗甲亢时所需要的剂量

甲状腺摄碘-131率是确定碘-131治疗剂量的重要指标,可结合甲状腺质量等估算服碘-131的剂量。

可以用于甲亢与亚急性甲状腺炎的鉴别

这两种病无论是在临床症状上,还是验血查出的甲状腺激素水平上,都表现得相当一致,但是通过摄碘-131功能试验可以准确进行区分,前者摄碘-131功能明显升高,后者则表现为明显下降。

辅助诊断甲亢与甲减

甲亢时,甲状腺快速、大量摄碘,所以各个时间点的摄碘-131率普遍升高,而且常表现为摄碘-131高峰比正常人提前;甲减时,各个时间点的摄碘-131率普遍降低。

甲亢还是亚甲炎? 一探便知

甲亢与亚急性甲状腺炎(简称亚甲炎)的临床表现非常相似,验血查出的甲状腺激素水平都表现为升高,因此给医生的鉴别诊断带来困扰。然而两种疾病的治疗方法完全不同,故准确区分非常重要。那到底是甲亢还是亚甲炎呢? 它们在摄碘能力上是完全不同的,因此如果怀疑是亚甲炎,医生就会考虑让患者去做摄碘-131功能试验。

亚甲炎患者甲状腺摄碘-131率和甲亢患者不同,甲亢患者摄碘-131率会增高;由于甲状腺滤泡遭受到了炎症的破坏,亚甲炎患者的甲状腺摄碘-131能力下降,而甲状腺滤泡破坏后释放出的大量甲状腺激素进入血液,会导致血清甲状腺激素水平增高。一旦出现甲状腺摄碘-131能力减低而血清甲状腺激素水平增高的"分离现象",基本可以诊断为亚甲炎。

(二)核医学揭秘"热、温、凉、冷"四种甲状腺结节

甲状腺结节在核医学科医生的眼中是有温度的,分别为"热、温、凉、冷"。那这些温度分别是什么意思呢?又怎么会出现这些不同的温度呢?

核医学ECT给甲状腺结节上色

超声提示甲状腺有结节,那么到底是良性的还是恶性的呢?不少患者都有这样的困扰。有什么办法可以让恶性的结节自己现身呢?那就要靠核医学ECT来捕捉出恶性结节的蛛丝马迹了。

核医学ECT也称为核素显像。与普通CT不一样,它是利用甲状腺可以聚集碘的特性,将含有放射性碘(或同族的核素)的药水通过口服或静脉注入患者体内,核素随着血液循环汇集到甲状腺中,之后核素衰变时会不断地释放出γ射线,在体外用显像设备(现在常用SPECT)对甲状腺进行成像,就会呈现出一幅五颜六色的图像。

视频

结节的温度提示结节性质

不同的颜色可以代表结节对于碘的摄取能力的强弱。如果图像上显示甲状腺结节变成了黄色或是更浓烈的红色,就说明它喜欢摄取碘,我们就命名它为"温结节"或"热结节"。如果甲状腺结节变成暗淡的紫色或蓝色,说明它摄碘能力下降甚至完全丧失,我们就命名它为"凉结节"或"冷结节"。"热、温、凉、冷"并非甲状腺结节的真实温度,而是对甲状腺进行核素显像后形成的一种视觉上的温度,其本质上反映的就是结节的摄碘能力。

呵护你的甲状腺——变幻莫测的人体小蝴蝶

这里要划重点了：一般单个"冷结节"为恶性肿瘤的可能性较大。根据医学研究报道，"冷结节"中肿瘤的发现率为 9.6%～54.5%，冷结节也不一定都是癌，其他良性疾患也可出现此图像，还应结合病史、体检和其他有关检查，综合分析才能做出临床诊断。

视频

视频

第二章　给人体小蝴蝶做个全面体检

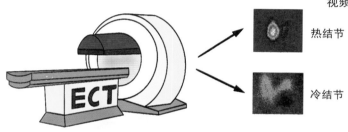

热结节

冷结节

核素显像

进一步判断冷结节良恶性有绝招

即便被判断为冷结节，但仍有极大的可能是良性结节。那有什么办法可以进一步明确结节的性质吗？巧了！核医学确实有绝招，即 ^{99m}Tc - MIBI 亲肿瘤显像，它在进一步判断甲状腺冷结节良、恶性上有过人之处。

^{99m}Tc - MIBI 喜欢"亲近"多种肿瘤，具有"亲肿瘤"的特性，甲状腺肿瘤也是它喜欢的。国内外研究证明，人类癌细胞高摄取 ^{99m}Tc - MIBI，与良性细胞摄取有显著性差异。另外，肿瘤具有较高的增殖代谢水平，生长快和局部血供丰富，能促进 ^{99m}Tc - MIBI 吸收增多，所以它就被用于肿瘤的阳性显像。

^{99m}Tc - MIBI 亲肿瘤显像正是利用这种特性，对患者静脉注射 ^{99m}Tc - MIBI 显影剂后采集甲状腺结节部位图像。如果

"冷"结节部位有异常放射性浓集,诊断为显像阳性,即判断甲状腺结节恶性可能性大;若无异常放射性浓集,则诊断为显像阴性,即基本判断甲状腺结节为良性。

甲状腺癌^{99m}Tc－MIBI 亲肿瘤显像检查是一个性价比非常不错的检查手段,它还有一些其他的优点:比如成像非常快,成像质量也很高,且患者受到的照射剂量很小;饮食偏好海鲜的人,不会因为

视频

摄入了太多的碘而不能进行此项检查;服用含碘药物的患者也不需要停药即可检查,避免停药带来的不利影响。

揪出冷结节的"假阳性"有妙招

甲状腺癌^{99m}Tc－MIBI 亲肿瘤显像有时也存在"假阳性"的情况,为提高它的精准性,国内外做过不少相关研究。

目前认为"延迟显像"能提高甲状腺癌^{99m}Tc－MIBI 亲肿瘤显像诊断的准确性。在做甲状腺^{99m}Tc－MIBI 显像时,一般会有两次显像。对患者静脉注射了^{99m}Tc－MIBI 显影剂后,于 20分钟后采集早期显像的图像,120 分钟后采集延迟显像的图像。两项比较后发现,早期显像的假阳性比例较高,而延迟显像的阳性结果与病理诊断更匹配,准确率更高。因此,延迟显像可以更好地揪出冷结节的假阳性,提高^{99m}Tc－MIBI 亲肿瘤显像在判断甲状腺结节良恶性上的准确率。

第四节　穿刺和基因检测揭示真面目

无论是影像学还是核医学 ECT 都无法最终揭示甲状腺结节真面目,那它最真实的一面到底有没有更可靠的方法去

发现呢？还真有,有两种方法可以更彻底地让人认清它的真面目。

（一）穿刺细胞学检查是辨明结节良恶性的杀手锏

在辨明甲状腺结节良恶上,无论是影像学还是核医学 ECT 目前均不能代替穿刺细胞学检查的地位。穿刺细胞学检查(FNA)是诊断甲状腺结节良恶性的杀手锏,是甲状腺结节初诊的首选方法之一。

穿刺细胞学检查怎么做？医生一手将待检查结节固定,另一手持注射器将针头倾斜刺入病变结节并快速移动,在移动过程中细胞挤压至针头接口处,这个过程通常 2～5 秒即可完成。可视化技术超声引导细针穿刺能更清楚地看到病变部位及穿刺进针位置,进一步提高穿刺检查的有效性,尤其适合较小或位置较深结节。穿刺获得的样本经过细胞涂片制备后,即可呈现至显微镜下,用于结节良恶性的判读。如果穿刺细胞学检查判读为恶性,则甲状腺结节的恶性风险高达 97％～99％。

当然也需要注意一些"意外"情况。如果穿刺的细胞未见异型,也不能完全排除恶性结节的可能性,由于结节伴有明显的钙化、囊性变、病灶隐匿或形态学异质性等原因,有一定概率在穿刺的过程中恰巧未穿刺到恶变的细胞,因此细胞学检查仍然存在一定情况的假阴性。

因此提醒大家,穿刺后诊断为良性结节的患者,仍需定期随诊。比如每半年或一年做一次 B 超检查,看结节有没有变化,若结节短期明显增大,超过原有体积的 15％～20％,还是需要考虑手术治疗。

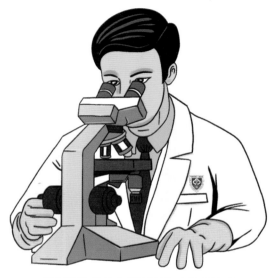

穿刺细胞学检查辨明甲状腺结节性质

（二）基因竟然有野生的，这是怎么回事

为了更加明确结节的病变性质，医生常常还会建议患者去做基因检测。基因检测能发现什么呢？

两个基因揭示甲状腺结节的真面目

穿刺细胞学检查联合基因检测有助于更加精准地评估结节的风险，让医生更好地做出临床决策。目前常用的甲状腺基因检测有 *BRAF* 基因 V600E 突变检测和 *TERT* 基因启动子突变检测。*BRAF* 基因检测广泛应用于甲状腺癌的术前诊断。*BRAF* 基因 V600E 突变强烈提示乳头状癌，诊断的特异性和阳性预测值超过 95％。*TERT* 基因启动子突变具有预后价值，与肿瘤的高侵袭性有关。当 *BRAF* 基因 V600E 突变与 *TERT*

基因启动子突变同时出现时,具有明显的协同作用,这种双突变的甲状腺癌的侵袭性明显增加。应用基因检测,有利于有效地鉴别穿刺细胞学检查中不确定类型结节的恶性风险,这样就可以避免一些不必要的手术,也可以为手术后的进一步治疗提供参考。

野生型基因,是怎么回事?

不过有患者发现,拿到基因检测的报告,上面竟然写着"野生型"几个字,这又是怎么回事?野生难道意思说基因在疯狂生长?是不是说明问题很严重?不要紧张,并非如此。

基因又称为遗传因子,是指携带有遗传信息的 DNA 序列,是控制生物性状的基本遗传单位。在遗传学中,最普遍的、具有最高基因频率的等位基因一般被认为是野生型的等位基因,与之相对的是突变型基因。野生型基因可以理解为是没有突变的基因;如果基因序列发生了变异,则称为突变型基因。野生型是自然中获得的个体,并不代表问题严重,其恶性的风险相对低一点。

基因检测在判断结节的良恶性方面也不是万能的,临床医生常需要结合其他检测做诊断。

🦋 第五节 中医辨瘿论治

通过各种现代手段,如 B 超、CT,还有核医学等方式,人体小蝴蝶在我们面前没有什么可以隐藏的,那你知道古人是怎么认识小蝴蝶的吗?在古时,生了病的小蝴蝶,还有一个专属的名字,那就是——瘿。

音频

（一）蝶之"瘿"缘

"瘿"字最早来源于"婴",让我们回到1 800多年前的东汉末年,学者刘熙在他的著作《释名》中记载道"人始生曰婴儿,胸前曰婴,抱之婴前乳养之也"。所以,婴主要指前面。这本书还写道:"瘿,婴也,谓婴之病状,有如贝壳编成之圈,佩于颈也。"就像头颈前佩戴了贝壳编成的项圈,多么形象的比喻啊,一个甲状腺肿大的患者形象便跃然纸上。可见,甲状腺疾病古已有之。

在我国传统医学发展的历史长河中,历代的中医医家对瘿病都有着十分丰富的认识,而且很早就认识到瘿病有着不同的种类,多从病因、病位和症状等方面对其进行分类。如宋代陈无择在《三因极-病证方论·瘿瘤证治》中以局部症状的不同为依据,明确提出"五瘿":"年数较远,浸大浸长,坚硬不可移者,名之石瘿;皮色不变者名之肉瘿;筋脉露结者名之筋瘿;赤脉交结者名之血瘿;随忧愁消长者名之气瘿。"历代诸多著作也总结出了瘿病的病因,主要有外邪侵袭、先天禀赋不足、饮食劳倦内伤以及七情内伤。我们知道,人都有七情六欲,七情,指的就是喜、怒、忧、思、悲、恐、惊。七情是人的正常的情志活动,正常的情感一般是不会致病的,但如果突然、强烈或长期在不良情志的刺激下,比如过度的悲伤,长期的忧思,当超过了正常生理的承受及调节能力时,便会出现脏腑气血功能紊乱,就会引发各种疾病。对于甲状腺疾病而言,情志失调便是十分重要的病因之一,这与现代医学的认识不谋而合。

（二）"瘿"消"瘤"散

古时的人们并没有各种理化检查,那他们是怎么判断小蝴蝶生了什么病的呢？我们现在知道了，小蝴蝶生的病统称"瘿病"，相当于我们现在所说的甲状腺功能亢进症、单纯性甲状腺肿、甲状腺炎、甲状腺腺瘤、甲状腺癌等，但是不同的人会表现出不同的症状和表现，那用的药当然也不同啦，这就是中医所说的"辨证论治"。让我们来看看瘿病有哪些分型吧。

气郁痰阻证

这一种证型的表现为颈前正中肿大，质软不痛，颈部作胀，胸闷，常喜欢叹气，或胸胁部窜痛，苔薄白，脉弦，病情的波动常与情志因素密切相关，应当治以理气舒郁，化痰消瘿。中医治疗这种类型的瘿病有一张名方：四海舒郁丸，方中以木香、陈皮疏肝理气，昆布、海带、海藻、海螵蛸、海蛤壳化痰软坚，消瘿散结。

痰结血瘀证

这种类型的表现为颈前两旁结块肿大，按之较硬或有结节，肿块经久未消，伴有胸闷，胃口不好，舌质暗或紫，苔薄白或白腻，脉弦或涩。需治以理气活血，化痰消瘿。代表方为海藻玉壶汤，方中以海藻、昆布、海带化痰软坚，消瘿散结；青皮、陈皮、半夏、贝母、连翘、甘草理气化痰散结；当归、川芎养血活血，共同起到理气活血，化痰消瘿的作用。

肝火炽盛证

这一类的患者颈前轻度或中度肿大，一般柔软、光滑，自觉烦热，容易出汗，性情急躁易怒，眼球突出，手指颤抖，面部烘热，口苦，舌质红，苔薄黄，脉弦数。这属于肝火旺盛，需要清肝泻火，可以使用栀子清肝汤合消瘰丸加减，其中柴胡、芍药疏肝解郁清热；茯苓、甘草、当归、川芎益脾养血活血；栀子、丹皮清泻肝火；配合牛蒡子散热利咽消肿，加上玄参、贝母软坚散结。

心肝阴虚证

有的瘿肿或大或小,质地软,病起缓慢,伴有心悸不宁,心烦少寐,易出汗,手指颤动,眼干,目眩,倦怠乏力,舌质红,舌体颤动,脉弦细数。可以使用天王补心丹来滋阴降火,宁心柔肝。方中以生地、玄参、麦冬、天冬养阴清热;人参、茯苓、五味子、当归益气生血;丹参、酸枣仁、柏子仁、远志养心安神。

还要指出的是,甲状腺癌因"坚硬不可移"的特点,又可归属于"石瘿"的范畴。在没有手术的古代,中药化痰活血、散结消瘿是最主要的治疗方法。现在对于甲状腺癌的治疗有手术等多种多样的手段,中医药诊疗思路也较传统认识更为丰富和全面,针对术前、术后都有不同侧重,在"祛邪"的同时,更注重"扶正"的思想,尤其在改善术后常见的疲劳症状、术后并发症、不良反应的干预、预防复发、改善情绪和生活质量、伴有其他慢性疾病的综合调理等方面有着积极的作用。

此外,甲状腺功能减退的表现主要是没精神、反应迟钝、怕冷、表情淡漠、眼睑和脸面浮肿、性欲减退等代谢降低症状,在中医里一般可归为"虚劳"范畴。初期主要以气虚、气郁为主,进一步会发展为阳虚,主要在肾,涉及脾、肝、心。中医治疗以健脾温肾、调和阴阳、化痰祛瘀为主,常用的代表方有补中益气汤、二仙汤、金匮肾气丸等,常用的中药有黄芪、附子、茯苓、白术、熟地黄等。

看到这里大家有没有发现,治疗甲状腺的中药方名都是那么的悦耳动听。这就是来自东方的神秘力量,要给美丽的小蝴蝶穿上象征健康的金钟罩、铁布衫。其实,除了中药内服,往往还可结合中药外敷、穴位敷贴、针刺治疗、耳穴压豆法等方法,多管齐下,防治结合,身心同治。传统医学仍然散发着其独特的魅力。

第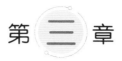章

变幻莫测的人体小蝴蝶

我有多面性,情绪也多变,时而亢奋、时而低落、时而纠结、时而好动不安……这些情绪的变化其实是因为我生病了。在我身上可以发生多种疾病,比如甲亢、甲减、甲状腺结节、甲状腺肿瘤等,致病因素不一,应对方法也不相同。在这一章,大家会了解到,如何应对这些变幻莫测的疾病,促使我康复,维稳内环境,让身体恢复健康。

——人体小蝴蝶的自白

 ## 第一节　发怒的小蝴蝶——甲亢

怕热、多汗、消瘦、脾气暴躁、手抖、心慌……有了这些身体不适症状,你是否会立即联想到甲亢?嗯,很有可能!甲亢是甲状腺功能亢进症的简称,是发生于人体小蝴蝶身上的常见病。当小蝴蝶受到各种不利因素影响时,情绪会过于

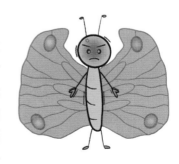

激动,甚至会"暴跳如雷",从而分泌出过多甲状腺激素,引发身体功能亢进的各种表现,造成诸如上述所说的身体不适。那如何化解甲亢引起的这些烦恼呢?

(一)为何发脾气

有部分甲亢患者会问:"甲亢有没有遗传啊?我会传给孩子吗?"而另一部分患者则会问:"我爸妈都没有甲亢,我怎么就甲亢了呢?"

视频

甲状腺功能亢进症是由于甲状腺合成及释放过多的甲状腺激素,造成神经、循环、消化等系统兴奋性增高和机体代谢亢进,引起以心悸、出汗、进食、排便次数增多和体重减少为主要表现的一组临床综合征。

事实上,甲亢是在遗传基础上,因感染、精神创伤等应激因素而诱发,属于抑制性 T 淋巴细胞功能缺陷所导致的一种器官特异性自身免疫病,与自身免疫性甲状腺炎等同属自身免疫性甲状腺疾病[1]。

遗传——想躲躲不过

甲亢的发病与遗传有相关性,家族中有甲亢病史者,其发病率明显高于非遗传病史者。本病发病与人类淋巴细胞抗原(HLA)类型有一定的关系,中国人发病与 HLA－B46 相关性更强。

自身免疫——自己和自己的战斗

自身免疫也是引发甲亢的一种因素,即体内有针对甲状腺的自身抗体干扰了甲状腺功能,使得其功能亢进,而分泌过多的甲状腺激素,引起一系列临床症状。

想要了解甲亢和自身免疫有什么关系,首先要了解自身免疫。免疫一般是指身体的免疫系统识别自身与外来"异物"，一旦发现"异物"即对其进行排除，从而维持机体生理平衡的功能。换句话说，免疫就是"自我识别""排除异己"，达到"自身稳定"的一种生理保护功能。

自身免疫在许多情况下是生理性的，除了防御自然界的损害外，还有机体内部的监视功能，能保护正常组织细胞，清除衰老和发生突变的细胞。当自身免疫反应超过了生理限度或持续时间过长，造成自身组织的损伤和功能障碍而导致疾病时，就称为自身免疫性疾病。此种病变有的涉及全身，有的则仅涉及某些器官，而甲亢则属于后者——器官特异性自身免疫病。

病毒或细菌感染、应激反应、皮质醇升高、性腺激素等方面的变化，也可改变机体功能，增强免疫反应，诱发甲亢。

碘——太多也不好

食用碘化物过多也可能诱发甲亢，如长期服用含碘药物"胺碘酮"可能会引起碘蓄积，因此服用胺碘酮的患者需要关注甲状腺功能，在医生的指导下合理用药。

（二）有多可怕

人体小蝴蝶发脾气，不仅会伤了自己，也会伤到其他脏器或身体系统，波及"他人"。

心脏　甲亢患者甲状腺激素分泌过多，会使心肌耗氧量增加、心脏负担加重，长期如此会引起甲亢性心脏病，临床表现为高代谢综合征，还有心律失常、心脏扩大、甚至心力衰竭的表现。

肝脏　甲亢引起的肝脏损害在临床上相当常见，大部分没有任何症状；少数表现为恶心、呕吐、血清转氨酶升高；极少数重症患者也可出现黄疸、

视频

腹腔积液,甚至肝硬化等严重情况。后者多发生于甲亢长期控制不佳或伴有心力衰竭、严重感染等患者。

血液系统　甲亢患者由于代谢和免疫功能紊乱,常表现为外周血中白细胞总数减低、淋巴细胞和单核细胞比例增加、中性粒细胞比例减少。同时,可因甲亢代谢旺盛及能量物消耗过多,形成铁、维生素、叶酸等营养物不足,引起巨核细胞生成障碍等,因此导致血小板减少和贫血。

眼睛　甲亢突眼又叫甲状腺相关眼病,是自身免疫性甲状腺病的眼部表现。按病变程度可分为单纯性(良性)和浸润性(恶性)突眼两类。部分患者的血液中可产生一种导致突眼的物质,这种物质可使眼球后的脂肪、肌肉等组织发生炎症、水肿和增生,导致眼球压力增高、活动受限,从而迫使眼球向前突出。

肌肉组织　甲亢也会引发肌肉组织的一些问题,可以合并急性甲亢性肌病、慢性甲亢性肌病、周期性瘫痪、伴重症肌无力。急性甲亢性肌病由于血循环中甲状腺激素增高,可表现出吞咽困难、发音障碍、复视、表情淡漠等症状,也可由严重性肌无力迅速发生松弛型瘫痪,并可致呼吸肌麻痹,危及患者生命。慢性甲亢性肌病是指甲状腺激素作用于肌细胞内线粒体,使其发生肿胀变性、生命活动所需能量减少及能量代谢紊乱,出现肌无力和肌萎缩。甲亢周期性瘫痪是患者突然出现肢体不能活动的最常见原因,除了表现为多汗、怕热、易饥饿、消瘦、眼征、甲状腺肿大外,还可以检测到明显的低钾血症。甲亢合并重症肌无力,以眼肌麻痹多见,一侧或两侧交替的眼睑下垂、复视和视力模糊,严重者眼球完全固定。也可累及全身肌肉,出现咀嚼、吞咽和说话功能障碍,上臂、手及躯干肌无力,抬臂及抬腿困难,严重者可出现呼吸肌无力,发生肌无力危象。

性腺　由于甲状腺激素水平的升高会影响到下丘脑-垂体-性腺轴功能，在临床上，男性甲亢患者可出现阳痿、性功能低下及男性乳腺发育症等表现，但也有部分患者在甲亢早期由于甲状腺激素的增高引起神经兴奋性增强，可出现暂时性的性功能亢进现象。

生命　甲状腺危象是甲亢少见但最严重的并发症，可危及生命。主要发生在甲亢病情较重或治疗不及时和不充分的情况下，诱因常为精神刺激、感染、甲状腺手术前准备不充分等。早期为患者原有的症状加剧，伴中等发热、体重锐减、恶心、呕吐，之后发热可达 39℃ 以上或更高，心动过速常在每分钟 140～200 次，可伴心房颤动或心房扑动、大汗淋漓、腹痛、腹泻、甚而谵妄、昏迷。死亡原因多为高热虚脱、心力衰竭、肺水肿、严重水电解质代谢紊乱等。

因此，千万不能任由人体小蝴蝶发脾气，一定要及时安抚，让小蝴蝶及早消气。

（三）如何察言观色

"我最近没节食、没运动就瘦了，好开心啊！"

"今年冬天我没觉得特别冷，别人都穿羽绒服了，我只要穿个风衣就可以了。"

"最近感觉特别烦躁，动不动就想发脾气。"

"完了，我才刚 40 岁出头，怎么月经量这么少了，是不是要'早更'了啊？"

"近期常感到心慌，活动一下就觉得气喘吁吁，要去查查心脏是否有问题了。"

……

如果出现这些表现,那是人体小蝴蝶提醒你,需要警惕甲亢。下面告诉你甲亢会出现哪些身体异常,仔细观察或许就能尽早发现甲亢。

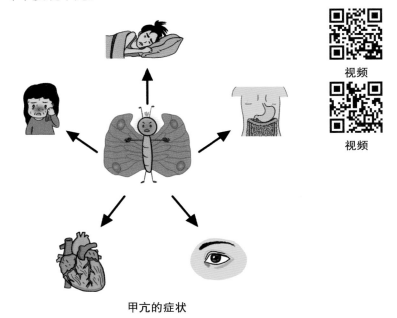

视频

视频

甲亢的症状

代谢:乏力、怕热、多汗、皮肤温暖、潮湿、低热、体重下降;

神经系统:易怒、失眠、焦虑、烦躁、注意力不集中、伸舌或双手平举有细微颤抖;

眼部:眼球突出、眼里异物感、胀痛、畏光、流泪、复视、视力下降;

心血管系统:心跳快、心慌、气促,活动后加剧;

消化系统:食欲过大、大便次数增多或腹泻、肠鸣音活跃;

血液系统:轻度贫血;

生殖系统:女性月经量减少、周期延长、甚至闭经,男性乳房发育、阳痿。

要想确诊甲亢,需至医院做相关检查,如甲状腺功能测定。

甲状腺功能测定,测的是什么? 是血清中甲状腺激素:TT_3、FT_3、TT_4、FT_4,促甲状腺激素 TSH,以及甲状腺自身抗体 TPOAB、TGAB、TRAB。

一般情况下,临床甲亢患者血清中 TT_3、FT_3、TT_4、FT_4 均升高,TSH 降低。甲亢类型中以 Graves 病最常见,患者可见 TPOAB、TGAB 升高;患者 TRAB 阳性率达 $80\% \sim 100\%$,对诊断、判断病情活动及评价停药时机有一定意义[2]。具体可见下表:

不同类型甲亢的血检指标

甲亢类型	TT_4	TT_3	FT_4	FT_3	TSH	TPOAB	TGAB	TRAB
典型甲亢	↑	↑	↑	↑	↓	正常/↑	正常/↑	正常/↑
T_3 型甲亢	正常	正常/↑	正常	↑	↓			
T_4 型甲亢	↑	正常	↑	正常	↓			

(四)"三剑客"帮助平复情绪

人体小蝴蝶精神一直亢奋,会对身体产生伤害,亟待让它安静下来,有何良方吗? 下面我们要隆重请出"三剑客"。

目前治疗甲亢有三种方法,我们称之为甲亢治疗的"三剑客"。

剑客一:抗甲状腺药物

药物一般常用甲巯咪唑和丙硫氧嘧啶两种,它们可以抑制

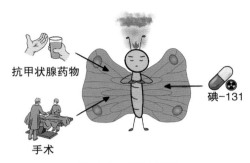

抗甲状腺药物

碘-131

手术

治疗甲亢"三剑客"

甲状腺激素的合成,但是不能阻止已经合成的甲状腺激素释放到血液循环中,所以并不是直接对抗甲状腺激素,一般于用药后2～3周或更长的时间症状才开始改善。其治疗持续时间较长,一般需要1年半到2年的治疗时间;副作用相对较多,常见的包括药物性肝损、白细胞受损、过敏性皮疹,因此在治疗过程中需要定期监测肝功能和血常规。

剑客二：手术

手术治疗是将功能亢进的甲状腺切除或者部分切除。其优势在于迅速确切控制甲亢的症状,避免应用药物治疗的潜在不良反应;弊端在于手术本身可能存在潜在的风险。风险包括在手术过程中对甲状腺周围的喉返神经损伤,引发患者声音嘶哑、对甲状旁腺造成损伤等,有可能成为影响较大的身体损伤。此外,甲亢患者颈部血供非常丰富,因此术中可能出现失血过多的风险。

剑客三：碘-131

这是一种核医学的治疗方法,患者在服用碘-131后,放射性的碘-131会衰变,释放出β射线,将功能亢进的甲状腺组织破坏掉,降低合成甲状腺激素的水平,从而起到缓解或治愈甲亢的效果。β射线因射程很短,一般不会对甲状腺以外的组织造成伤害。其优势在于可以确切控制甲亢、所需时间较短、可避免手术风险、可避免应用抗甲状腺药物治疗的潜在不良反应。

在明确诊断为甲亢后,制订治疗方案应综合考虑患者病情(如甲状腺体积大小、有无合并结节、病情轻重、病程长短、有无并发症等)、精神及心理状况、妊娠或哺乳状态及生育规划等,医患需进行充分沟通交流、权衡利弊后做出治疗决策。

(五)忧！治疗后变甲减怎么办

不少甲亢患者会担心治疗后变甲减,那这样还能不能治疗呢?

甲亢治疗的"三剑客"都有可能引发"甲亢变甲减"的情况。

情况一:药物是通过抑制甲状腺激素合成来控制病情的,因此在甲亢好转后,若继续"一成不变"的药物用量,就有可能引发暂时性的甲减。

情况二:甲状腺是合成甲状腺激素的组织,手术后由于甲状腺组织缺失或部分缺失,也有可能引发甲减的发生。

情况三:碘-131治疗也是对甲状腺组织进行了破坏性治疗,甲状腺合成甲状腺激素的能力下降,因此也有可能会引发甲减。

即使甲亢治疗后变成了甲减,患者也不必过于担心。

首先,通常单纯的药物引发的一过性甲减是可逆的,患者在减少或者停用药物后,甲减的情况会改善。

其次,手术治疗后引发的甲减可以通过甲状腺激素替代治疗来改善甲减症状,最常用的是左甲状腺素钠,它本身就是一种甲状腺激素类药物,对人体一般无副作用。

最后,碘-131治疗后引发的甲减,有一部分是暂时性的,几个月后甲状腺激素水平会逐渐恢复正常,还有一部分则可能成为永久性甲减,但患者同样可以通过甲状腺激素替代治疗来逆转甲减的症状。

综上所述,患了甲亢得治,治疗后出现甲减不用慌,甲状腺激素替代治疗可助阵!

(六)惊!甲亢发威可致命

甲亢危象,听说过吗? 你可知道它若"暴走"可致命。

甲亢危象非常凶险。患者一般都极其消瘦,就诊时往往已心衰、休克。血压可能会很高也可能会很低,心率很快,常常在120~140次/分钟。对抢救成功的患者做事后询问,发现多数都对甲亢掉以轻心,不重视治疗。

所以,对甲亢患者我们要敲一敲警钟,千万别把甲亢不当回事儿,甲亢危象虽然罕见,但会致命!

什么是甲亢危象

甲亢危象,也称为甲状腺危象,指甲亢病情急剧加重、来势汹汹、进展很快,会造成身体内多个器官损伤,进而危及生命,死亡率高达10%,需要及时诊断和治疗。其发生原因与甲状腺激素大量进入血液循环有关。

甲亢患者要提防常见的诱因

甲亢危象通常发生于未经治疗的较重的甲亢患者,或者治疗不当的甲亢患者身上。那些"不听话"的甲亢患者最令医生担心,不按医嘱用药、不定期随访,治疗太"随性",易造成病情反复、引发并发症,严重者会危及生命。

当然,并不是每位甲亢患者都会发生危象,临床观察到它也有一定的诱发因素。

接下来就一起数数哪些诱因要提防:

感染:以急性呼吸道感染最为常见,通俗点说就是"感冒"。平日里不少人并不把感冒放心上,感冒后也不注意休息,殊不知可能引发大麻烦。

手术:即便是一些不起眼的小手术如拔牙、阑尾炎切除术,也可能会引发甲亢危象。

妊娠:孕期甲亢未控制会增加发生甲亢危象的风险。

碘-131治疗:重症甲亢患者经碘-131治疗后,有少部分患者可发生甲亢加重,少数可出现危象。

过度劳累、精神创伤:机体处于应激状态,免疫力下降,也可引发甲亢危象。

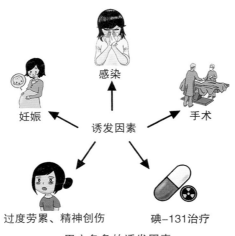

甲亢危象的诱发因素

甲亢危象如何识别

既然甲亢危象这么危险,如何尽早识别?有甲亢病史的患者,需警惕几种症状表现:热度高、心跳快、消化差、面色黄、易烦躁。

(1)**热度高**:体温可高达 39℃以上,看上去大汗淋漓、面部潮红;

(2)**心跳快**:一般在 120～140 次/分钟或更快,也有些患者会心律失常,甚至心衰、休克;

(3)**消化差**:没胃口、恶心、呕吐、大便次数增多;

(4)**面色黄**:一些患者因大量出汗导致严重失水时可出现肝功能异常、黄疸;

(5)**易烦躁**:多数患者会有情绪问题,最常见的是烦躁,还可有焦虑、幻觉、震颤等表现,严重时可出现胡言乱语、惊厥、昏迷。少数老年人呈"淡漠"型,面无表情、反应迟钝、嗜睡。

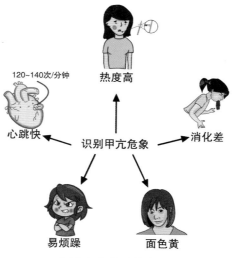

甲亢危象的症状表现

甲亢危象可预防

甲亢患者有上述症状表现,莫存侥幸心理,须立即就医,一旦确诊,及时治疗,这对甲亢危象抢救成功至关重要。医生抢救患者也定是全力以赴的。目前并不是单一地使用一种治疗方法,而是联合药物治疗、辅助治疗、对症治疗,打好治疗组合拳,从而提高救治成功率。

治疗不如预防。甲亢患者要预防甲亢危象的发生,首先就要听医生的话,遵医嘱用药,切忌随意停药;平日要注意休息,尽量避免情绪起伏过大。如果自感甲亢相关症状有所加重,及时前往医院就诊,尽早将病情控制至平稳。

(七)砰!甲亢引发心悸如何解

人体小蝴蝶发怒时,会遏制不住地和身体的其他器官发生"摩擦",这不,它就向心脏发起了攻击。部分甲亢患者经常感到心跳"砰砰砰",即使在睡觉时心跳仍然很快,非常难受,在进行了抗心律失常的药物治疗之后,症状可稍有缓解。那么甲亢为何会引发心脏不适?如何来缓解呢?患者在生活保健上需要注意哪些呢?

甲状腺激素分泌过多是心脏不适的罪魁祸首

甲亢患者的甲状腺会分泌过多的三碘甲腺原氨酸(T_3)、甲状腺激素(T_4),从而使心肌耗氧量增加,增加心脏负担,于是便会导致一系列心血管系统的症状和体征。

具体在患者身上就会表现出胸闷、气短以及心悸,患者每分钟心跳可以达到 $100\sim140$ 次,即便在睡眠时,或者处于安静的状态下,心跳仍然极快。另外,一般来说,正常人的脉压在 $30\sim$

40毫米汞柱,而甲亢患者的脉压可大于40毫米汞柱。这是由于患者心脏搏动力度增强,进而表现出收缩压增高;此外,由于外周血管扩张,血管受到阻力下降,而使舒张压下降。因此,患者血压出现收缩压与舒张压差值增大的情况。

令人忧心的是,心脏在长期的、过多的甲状腺激素的作用下,可引发甲亢性心脏病,患者临床表现除有甲亢的高代谢综合征外,也可能发生心律失常、心脏扩大、甚至心力衰竭,对患者的生命极具威胁。所以甲亢患者有上述心脏不适的表现时需要重视,并积极应对,及时就医。

早诊断早治疗,甲亢性心脏病有望逐渐恢复

甲亢性心脏病的治疗关键在于早期诊断、尽快控制甲亢。多数甲亢性心脏病患者在甲亢缓解后心脏病变也可以逐渐恢复,不仅心律失常消失、心力衰竭不再发生,且增大的心脏可恢复正常。少数患者由于治疗过晚,病情迁延,致使心脏病变不可逆转而遗留永久性心脏增大、心律失常或房室传导阻滞等。此类患者甲亢虽已控制,但预后仍差。因此我们要强调甲亢早诊断早治疗。

对于甲亢,抗甲状腺药物治疗目前仍为首选方法,常用药物为甲巯咪唑与丙硫氧嘧啶,具体选择依患者个体而定。针对心跳较快的甲亢患者,目前临床上常用普萘洛尔等来降低心率,缓解不适症状,但是哮喘患者禁用普萘洛尔。

生活上有哪些注意事项

甲亢性心脏病患者在甲亢控制前,生活上应该注意以下几方面:

数脉搏　甲亢患者可以经常自数脉搏,了解自己心率;发现异常如自觉心慌或脉搏不整齐、活动后感觉胸闷及气喘等,及时

呵护你的甲状腺——变幻莫测的人体小蝴蝶

就诊告知医生。

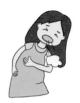
恶心呕吐

自觉心慌、胸闷、气喘

自数脉搏

注意生活中不适表现

　　视物变化　甲亢心力衰竭患者,应用强心药时,可能出现黄绿视,患者看到的东西全是一片黄色或者绿色,也可能出现厌食、恶心、呕吐等强心剂中毒症状,如有出现要及时告诉医生。

黄绿视患者看到的　　测试图画　　正常人看到的

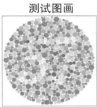

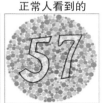

黄绿视测试图

　　避免含碘饮食　饮食上,甲亢性心脏病患者与一般甲亢患者一样,应该避免含碘饮食;同时甲亢又是高代谢性疾病,患者机体消耗较大、易消瘦,因此应多食高热量、高蛋白、高维生素、高糖食物,以加强营养,提高机体抵抗力。

　　两款食疗方缓解心悸

　　甲亢大致属于中医学"气瘿"范畴,本病主因:性情急躁或精神刺激,饮食所伤、体质因素等损伤肝气、肝旺克脾,脾不运化,气机郁滞、凝津成痰，痰气交阻，壅结于颈前而成瘿病。甲亢患者所表现出的心动过速属心悸、怔忡范畴。针对此类患者建议采用以下两款食疗方：

方一：酸枣仁粥。取酸枣仁 5 克、粳米 100 克；将酸枣仁炒黄研末，备用；将粳米洗净，加水煮作粥，临熟时下酸枣仁末，再煮。空腹食之，有宁心安神之效，可辅以治疗心悸、失眠、多梦等症。

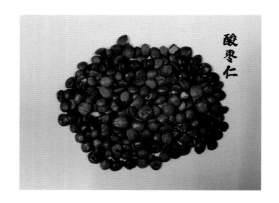

方二：百合莲子汤。取鲜百合 50 克、莲子 15 克，加水后煮汤，每日两次服食，有宁心安神的功效，可辅助治疗心悸。

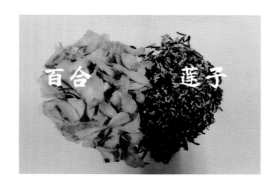

（八）咦？当心·不一样的甲亢

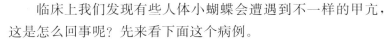

临床上我们发现有些人体小蝴蝶会遭遇到不一样的甲亢，这是怎么回事呢？先来看下面这个病例。

一次感冒后，胡小姐突感心慌不适，甚至影响了正常的工作和生活，赶紧前往医院就医。检查结果显示 T_3、T_4 升高，原来她得了甲亢。

甲亢是内分泌的常见病，医生让胡小姐服用抗甲状腺的药物——赛治，每天一粒半。及时就医，正确用药，症状理应很快缓解，然而一个月过去后，胡小姐的心慌并未得到改善。出人意料的是，复查甲状腺激素显示，T_3、T_4 非但没有下降，反而比之前更高了！这究竟是什么原因？胡小姐再次来到医院，医生仔细地询问了她的症状，分析了检查结果，发现她的 T_3、T_4 升高的同时，促甲状腺激素（TSH）也升高了！这一检查结果不同于一般的甲亢（普通甲亢 TSH 是降低的），引起了医生的高度重视，立刻收治入院。在一系列相关检查后发现，胡小姐得的是不一样的甲亢——甲状腺激素抵抗综合征！

什么是甲状腺激素抵抗综合征呢？它也叫甲状腺激素不敏感综合征，属于罕见病，患病率为 $1/50\,000$，且具有家族遗传性。它是由于甲状腺激素受体突变，产生缺陷，造成对甲状腺激素的不敏感。其临床表现为 T_3、T_4 水平升高，TSH 正常或升高，有甲状腺肿大、甲状腺结节。但是由于不同组织对于甲状腺激素水平的敏感性不一样，以及不同组织正常受体和突变受体的相对量不一样，所以临床症状多种多样。在做出甲状腺激素抵抗综合征诊断前，要注意需要排除引起 TSH 升高的疾病，如垂体瘤、甲减等。目前诊断甲状腺激素抵抗综合征最明确最直接的方法是基因诊断。

 第二节　懈怠的小蝴蝶——甲减

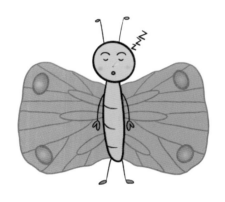

怕冷、乏力、虚胖、精神不济⋯⋯这些表现与甲亢恰巧相反,这可能在提示人体小蝴蝶出现了另一种甲状腺问题,那就是"甲减"!虽然人体小蝴蝶并不是真想"躺平",但因为甲减,它会扇不动翅膀,采不了蜜,整日懒洋洋! 又该如何来治好人体小蝴蝶的懒病,使它重新精力充沛呢? 来看看医学是如何帮助它恢复活力的吧!

（一）为何懈怠

　　人体小蝴蝶的主要工作是分泌甲状腺激素。甲状腺激素的重要生理功能是促进我们人类生长发育和机体的新陈代谢,并对全身各个系统(如心血管、消化、神经、造血系统等)发挥重要的调节作用。简单地说,甲状腺激素不足,会导致"甲减"。

　　什么原因会导致人体小蝴蝶懈怠而不再努力工作了? 其原因颇多。根据甲减的类型不同,病因也不同。

　　(1) 原发性甲减:又称为甲状腺性甲减,最常见。甲状腺腺体本身病变(如自身免疫损伤)是最常见的病因,包括慢性甲状腺炎等;其次为甲状腺破坏引发,如甲状腺手术、碘-131 治疗。

（2）垂体性甲减：由于垂体疾病引起促甲状腺激素（TSH）不足而发生继发性甲减，由垂体肿瘤、手术、放疗和产后垂体缺血坏死所致[3]。

（3）下丘脑性甲减：促甲状腺激素释放激素（TRH）分泌不足可导致 TSH 及甲状腺激素分泌功能低下而引起甲减，常由于下丘脑肿瘤、炎症、放疗等所致。

（4）受体性甲减：又称为甲状腺激素抵抗综合征，比较少见。甲状腺激素生成不少，但生成的甲状腺激素在全身不能发挥应有的生理作用。这是全身多处甲状腺激素的受体先天性受损的结果。

（二）懈怠危害也不小·

人体小蝴蝶懈怠了，看似悄无声息，实则危害也不小。甲减同样可引起多系统的损害。一起看看小蝴蝶懈怠时悄悄偷袭机体，会引发哪些伤害。

低代谢症候群：畏寒、少汗、乏力、体重增加、行动迟缓、言语缓慢、音调低哑。因血循环差和产热减少，体温可低于正常。

心血管系统：心率减慢、心音低弱、心脏扩大，可伴有血压增高，久病者易并发动脉粥样硬化症和冠心病。

神经精神系统：轻者记忆力、注意力、理解力和计算力减退，嗜睡，反应迟钝；重者可表现为痴呆、幻想、木僵或昏迷。婴幼儿时期就发生甲减，可引发智力低下。

消化系统：食欲减退、腹胀、便秘，严重者可出现麻痹性肠梗阻。

生殖系统：性欲减退，男性阳痿，女性不育。女性可有月经紊乱、溢乳。

偷懒的小蝴蝶一点也不可爱,一旦发现身体有上述不适表现,一定要给小蝴蝶做体检,看看它是不是懈怠了,及早给它补充能量,重新唤起它的活力。

(三)疲劳懒散是甲减最强信号

"春困、秋乏、夏打盹、睡不醒的冬三月"。胡小姐一年四季都犯困,即使不熬夜,白天仍然无精打采。

音频

三伏天她又不怕热,在夏天不开空调、不吹电扇,照样怡然自得。

还未到知天命的年纪,她就总是忘记事儿,一会儿丢了皮夹,一会儿找不到钥匙。

……

人体小蝴蝶要提醒你,如果亲朋好友中有类似于胡小姐的症状,赶紧劝他去医院查下甲状腺功能,因为他极有可能甲减了。

小测试——你的"春困"正常吗

首先来做一个小测试,如果有下述"春困"表现,就在□中打勾,表示"是"。

□我感到乏力,常常犯困,体力和精力都很不足。

□我的大脑思维迟钝,注意力很难集中,记忆力下降,我的行动和反应变慢了。

□食量没有增长的情况下,我的体重增加了。

□我的皮肤变得干燥,指甲变得很脆、灰白、易折断。

□我常常会觉得冷,即使其他人都觉得很舒服的时候也是如此。

□我有许多负面的想法,感到情绪低落抑郁。

□我的肠道功能和代谢水平好像也都运转慢了,有时还会便秘。

□我感到肌肉和骨骼僵硬疼痛、手麻木。

□我的血压增高或心跳变慢了。

□我的胆固醇水平增高了。

如果你的回答有 5 项或 5 项以上为"是",说明你的"春困"很有可能已经超过正常的限度,或许已招惹上了甲状腺功能减退。请第一时间去医院就诊,做甲状腺功能血液检测。

不可忽视的甲减症状

出现以下症状时,就要查查是否得了"甲减"。

胸闷、心悸:反复发作的胸闷、心悸、气短等症状,容易被误以为是冠心病。

视频

突然变胖:甲减好发于中年妇女,尤其是四五十岁以上的女性。如食量未见增长、体重却增加不少,双脚、双腿突然长"胖"了,不要轻易认为是女性"中年发福",这可能是甲减的水肿。与一般水肿不一样,用手指按压皮肤无凹陷,医学上称为"黏液性水肿",但一般人会误认为是肥胖。

记忆力减退:甲减可发生于任何年龄,发病率随年龄增长而增加,老年人患上甲减,多表现为大脑思维迟钝、记忆力减退、少言语、嗜睡、注意力很难集中、精神萎靡、记忆力下降,这些症状或被误以为是衰老的正常写照,或被错当成老年痴呆的典型表现。但其实,这也有可能是甲减在捣鬼,这时不妨给甲状腺做个检查。

无缘无故疲乏:如果患了甲减,人常表现为无缘无故的疲乏,整天昏昏欲睡、反应迟缓、精神抑郁、言语减少、皮肤粗糙苍

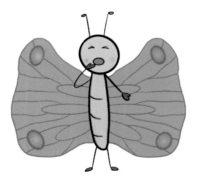

白、出汗少、怕冷等,常常会有些人误以为这是亚健康或更年期症状,不当回事。检查可发现皮肤无弹性、面部无表情、毛发稀少、眉毛脱落、心率缓慢、血脂高、贫血等,但如果不检查甲状腺功能往往发现不了患者发病的真正原因,历久不愈,成为疑难杂症。

顽固便秘:甲状腺功能衰减了,人体各个系统的生理机能必然下降,消化系统也不例外,会出现胃肠道功能减退、蠕动缓慢,伴随而来的便有食欲下降、腹胀以及便秘等症状。

从甲状腺功能检查中发现甲减

如果不检查甲状腺功能,甲减往往隐匿难发现,成为疑难杂症。所以还是请大家至正规医院做个甲状腺功能测定。针对甲减,甲状腺功能测定中主要看 TT_4、TT_3、FT_4、FT_3、TSH、TPOAB、TGAB 这几个指标。

促甲状腺激素 TSH 及 FT_4 是诊断原发性甲减的首选指标,且 TSH 升高往往比 T_4 降低发生得更早,所以 TSH 是评估原发性甲减最敏感和最早期的指标。

典型的甲减表现为 TSH 升高、TT_4 与 FT_4 降低,严重时 TT_3 与 FT_3 降低;当处于亚临床甲减时仅有 TSH 升高,TT_4、FT_4、TT_3、FT_3 正常;继发性甲减,主要指垂体性甲减和下丘脑性甲减,通常 TT_4、FT_4 降低,而 TSH 正常或降低。若伴有 TPOAB、TGAB 升高,则提示甲减是由自身免疫性甲状腺炎所致。具体可见下表:

不同类型甲减的血检指标

甲减类型	TT_4	TT_3	FT_4	FT_3	TSH	TPOAB	TGAB
典型甲减	↓	↓	↓	↓	↑	正常/↑	正常/↑
亚临床甲减	正常	正常	正常	正常	↑	—	—
继发性甲减	↓	↓	↓	↓	正常/↓	—	—

（四）注入能量助·小·蝴蝶一臂之力

尽管甲减不会直接威胁到生命,但会严重影响患者的生活质量和工作能力,长期甲减还会导致各系统的伤害。我们也不要过于紧张,甲减如果早期发现,及早治疗,其实并不可怕,属于可治之病。

缺啥补啥　注入能量焕活力

虽然人体小蝴蝶懈怠了,但是我们可以给它注入能量——左甲状腺素钠,助人体小蝴蝶一臂之力,重燃机体的正常活力。

鉴于甲减患者自身合成甲状腺激素不足,我们可使用左甲状腺素钠治疗甲减,它的成分主要是甲状腺激素中的 TT_4。一旦 TT_4 足够了,由它转化成的 TT_3 也就足够了,那么能发挥生理功能的甲状腺激素也足够了。

左甲状腺素钠是激素　会上瘾?

左甲状腺素钠是甲状腺激素,很多人自然就认为这个药物含有"激素",心里产生了抵触情绪,不想吃,认为激素会使人发胖或成瘾,像毒品一样。其实人们害怕的激素一般是指肾上腺皮质激素,名称中通常带个"松"字(如泼尼松、地塞米松等),而甲状腺疾病患者吃的甲状腺激素与人们所害怕的肾上腺皮质激素完全不同,此激素非彼激素,大可不必顾虑。

甲状腺激素是人体本身就有的激素之一,目前认为遵照医嘱服用适量的甲状腺激素是没有明显副作用的。前提是注意以下几点:从小剂量开始逐渐加量,如果一开始就服用较大剂量的甲状腺激素有可能会引起心绞痛,心脏不好或高龄的患者更要注意;剂量要适量,量小了起不到作用,量大了会造成药物性甲亢,对身体也会有伤害。

左甲状腺素钠你吃对了吗

左甲状腺素钠使用非常方便,一般每天服用一次即可,但有几个细节需要提醒患者注意。

(1)服药时间:左甲状腺素钠应该空腹服用,最好的服用时间依次是早餐前 60 分钟、晚餐后 3~4 小时或睡前、早餐前 30 分钟。建议在早餐前 1 小时将一天的剂量一次性用清水送服,目的是避免与食物同服时胃肠内的油脂性物质、小麦麸皮等影响药物的吸收。我们在与患者的沟通中发现,早饭前 1 小时可能较难把握且易忘,因此建议早上起床后马上服药,然后再洗漱、晨练等。

如果餐前忘记服药,那么在进食后服药要间隔一定的时间。如果食用虾皮、木耳、红枣等食物,需间隔 2 小时;食用豆、奶类制品,需间隔 4 小时。

(2)其他药物干扰药效:左甲状腺素钠尽量不要与任何药物同时服用,如果需要使用多种药物,左甲状腺素钠应单独服用,尽量间隔几个小时再使用其他药物。如果同时服用维生素类药品,需间隔 1 小时。如果服用含铝、铁或钙的药物需至少间隔 2 个小时。

如果患者长期使用一些药物,比如抗糖尿病药物、香豆素衍生物、水杨酸盐、双香豆素、速尿、安妥明和苯妥英、雌激素等,要注意定期复查相关疾病指标和甲状腺功能,随时根据检查结果调整药物用量。

（3）突然断药或者漏服的对策:左甲状腺素钠药物半衰期为 7 天,每日一次口服能维持外周组织稳定的甲状腺激素水平。偶然出现漏服,可在第二天服用两倍的剂量。如果漏服不止一天,应该坚持多天服用两倍的剂量,直到补够漏服的剂量。

甲减患者如果之前一直坚持服药,而且达标,即使停药 1 周,仍然是相对安全的,不会有生命危险。但也不能抱着无所谓的态度,听之任之,应该积极找医生咨询替代办法。长期停药是危险的,会引起甲低症状复发,甚至甲低危象。

（4）调整用量拐点:甲状腺激素受垂体促甲状腺激素调控,只要不是垂体疾病导致的甲状腺功能减退,左甲状腺素钠是否足量,都要看促甲状腺激素水平是否达标。不同疾病,治疗目的不同,促甲状腺激素目标有显著差异。比如甲状腺癌术后的促甲状腺激素要抑制到正常以下,减少肿瘤复发,剂量就要大;而甲状腺良性肿瘤术后只需满足日常生活工作需求即可。妊娠期甲状腺功能需要调整到最佳状态,保证胎儿脑发育,需要量也偏大;但是随着胎儿自己甲状腺逐渐发育,开始具备摄碘功能后,孕妇口服甲状腺药物的剂量也可能需要调整。而其他原因导致的甲减(尤其是老年患者)剂量就要偏小。左甲状腺素钠改变剂量后,促甲状腺激素达到稳定需要 6～8 周。需要注意的是,只要服药剂量等发生变动,均需要等 6 周后复查,最少 4 周。所以,一定要遵照医嘱,坚持定期随访。甲状腺激素是产热激素,左甲状腺素钠的需要量夏天比寒冷季节要略少一些。

（5）药品储藏:患者应按照药物说明书所述存放:25℃以下

保存。夏季高温天可放入冰箱冷藏。左甲状腺素钠的用量时常出现不足一片的情况,要现吃现掰,余下的已掰开的左甲状腺素钠建议用密闭的小瓶保存,以免因药物受潮影响药效。

(五)甲亢与甲减为何会用同一种药

胡小姐在十几年前得过甲亢,后来经过药物治疗,甲亢的症状缓解了,但是之后出现了和当时甲亢期间相反的症状,到医院一查甲状腺功能,原来甲亢变成甲减了。拿到医生开的药方,她看到其中有个药叫作左甲状腺素钠。胡小姐想起以前甲亢的时候也吃过这种药,于是感到很奇怪,为何甲亢甲减明明是两个病,却要用同样的药来治疗?

看到这里你也一定会疑惑:左甲状腺素钠不是用来加强甲状腺功能的嘛,怎么胡小姐在十几年前甲状腺分泌过多时也要用呢? 事实上,针对甲亢的药物治疗方案有两种可选择,第一种是单独应用抗甲状腺药物,第二种方法称为"联合法",即联合使用抗甲状腺药物加左甲状腺素钠。两种方法的选择,主要取决于患者具体的病情。单独使用抗甲状腺药物用药量可以少点;联合法的好处是可以更好地避免甲状腺功能低下出现,同时化验相隔的时间也可能长点。

此外,由于在抗甲状腺药物治疗甲亢的过程中,患者的甲状腺激素会逐渐降低,对促甲状腺激素的抑制逐渐减弱,很有可能加重突眼或甲状腺肿。此时酌情采用给予少量左甲状腺素钠的联合法,可以减少激素水平的波动,对于甲亢伴突眼的患者应作为首选。联合法的不足之处就是抗甲状腺药物用药量要大点,可能相应的副作用就多点。临床还有一种情况,甲亢患者在治疗期间面临药物难调整的问题,当抗甲状腺药稍多一点时,其功能就降低；抗甲状腺药稍减一点时，其功能就亢进。这时可以同时给予左甲状腺素钠和抗甲状腺药物治疗。总体来说，抑制与促进是一种相对的平衡，患者需要与专业的医生分析讨论，权衡利弊，制订长久的方案。

（六）中枢性甲减这个锅，甲状腺不背

之前已经介绍过，人体小蝴蝶是否正常工作，可通过评判甲状腺功能而知晓。甲状腺激素（T_3、T_4）和促甲状腺激素（TSH），这两类指标关系很奇妙，它们一般呈现"跷跷板"原则，前者高则后者低、前者低则后者高。然而，我们曾经遇到一位患者，因反应迟钝，怕冷乏力来看病，她的化验单上甲状腺功能指标是：FT_3、FT_4 都下降了，TSH 也同时下降了。在这个患者身上，我们发现"跷跷板"原则被打破，两者均出现降低。为何会出现这样的情况呢？详细追问病史后，得知患者在 20 多年前做过垂体肿瘤手术，由此初步考虑她也是甲减，但此甲减不是我们常说的普通的甲减，它的名称是：中枢性甲减。

中枢性甲减问题不在甲状腺

中枢性甲减的发病率只有原发性甲减的千分之一，它的问题不在甲状腺，是由下丘脑-垂体及其周围病变导致的垂体前叶 TSH 分泌受损而引起。这导致甲状腺激素分泌减少，无法满足机体需求，进而引起一系列临床症状，常伴有性腺及肾上腺功能减退。这种甲减的高发年龄在儿童和 30 岁以上的成年人。先天原因多由于垂体、下丘脑发育不全等；儿童的病因多源于颅咽管瘤；成年人的病因大多是垂体长了大腺瘤后接受手术和放射治疗、头部损伤、淋巴细胞性垂体炎；女性患者以希恩综合征多见，即产后大出血导致的垂体缺血性坏死，从而引起分娩后出现

不同程度脑垂体功能减退。中枢性甲减常合并其他垂体激素缺乏，某些情况下仅存在单一的垂体功能缺陷。除了出现原发性甲减相同的临床表现，如：精神倦怠、反应迟钝、记忆力减退、食欲不振、心动过缓、黏液性水肿，贫血等，还出现原发病变引起的临床症状以及腺垂体内其他激素分泌减少引起的症状，闭经、低氯低钠较常见。

中枢性与原发性的 TSH 不一样

中枢性甲减发病率低，临床容易出现误诊。它和原发性甲减进行鉴别主要依据基础是 TSH：前者 TSH 减低，后者则升高。从患者的临床表现看，中枢性甲减常伴有性腺、肾上腺受累。患者及家属要注意相关症状，如女性产后无乳及闭经、男性性功能减退、皮肤色素变浅、腋毛和阴毛脱落等。

中枢性甲减的诊断依据包括：有甲减的临床症状，伴随或既往有下丘脑-垂体病变（如头痛、视力障碍），下丘脑或垂体影像学改变，有下丘脑或垂体病变家族史，既往有头部外伤、心脑血管意外及脑部手术史，实验室检查发现 FT_4 减低、TSH 正常或减低，甲状腺抗体阴性，超声检查未发现甲状腺病变等。若长时间接受照射治疗的颅内肿瘤患者或颅内手术史患者，出现头痛、视力障碍、向心性肥胖、产后大出血者、难以纠正贫血者、头部外伤者、心脑血管意外者出现怕冷、食欲不振、黏液性水肿、反应迟钝等症状，应及时就诊，行脑部 CT、MRI 检查，甲状腺超声检查，及实验室检查包括甲状腺功能全套、性腺激素、肾上腺皮质激素等。

治疗目标与普通甲减大不同

确诊后的中枢性甲减患者一般使用左甲状腺素钠进行替代治疗，我们知道普通甲减也是使用左甲状腺素钠替代治疗，但是两者大不同。在准备开始左甲状腺素钠治疗前，应当评估患者的肾上腺功能以排除肾上腺皮质功能减退，否则可能诱发肾上腺危象，危及生命。如果患者服用左甲状腺素钠后病情出现恶化，常提示肾上腺皮质功能减退可能。若治疗前无法评估肾上腺功能，使用皮质类固醇预防性治疗。根据患者的年龄、性别及合并症确定合适的剂量。治疗目标是左甲状腺素钠保持在参考范围的中间值，并定期检查患者的临床状况和甲状腺功能。

与原发性甲减不同，中枢性甲减使用左甲状腺素钠替代治疗中无法使用 TSH 作为监测指标的情况，游离甲状腺激素 FT_3、FT_4 的测定在监测左甲状腺素钠治疗效果中有重要意义。患者在使用左甲状腺素钠替代治疗过程中应密切监测 FT_4、FT_3、TSH 的变化，还应定期检查肾上腺功能及性腺激素水平。若指标异常或出现甲状腺功能减退、甲状腺功能亢进症状（如心慌心悸、消瘦、食欲亢进、手抖、突眼等）时应及时就诊。

第三节　洋气的小蝴蝶——桥本甲状腺炎

你们可能不知道，有时人体小蝴蝶已悄悄变了身，还给自己起了个洋气的外国名。可是"崇洋媚外"却让它失去自我，不再是一只健康的蝴蝶了。所以啊，一旦你们发现它给自己冠上了"桥本"这个姓氏，那就赶紧找甲状腺专病医生瞧一瞧。

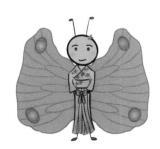

（一）"桥本"是外国人得的甲状腺炎吗

刚做了体检的胡小姐和闺蜜吐槽,原来她的体检报告提示甲状腺功能异常,后来去医院检查,又做了甲状腺 B 超,医生告知患上了桥本甲状腺炎,嘱咐每半年查一次,要提防甲减。胡小姐不解:"桥本甲状腺炎",怎么像个外国名字? 难道不应该是外国人得的甲状腺炎吗? 怎么自己就中招了呢?

桥本名字因何而来

一听"桥本甲状腺炎",很多人会觉得这像是一个日本名字。对! 因为这种病由日本外科医生兼病理学家桥本策(Hakaru Hashimoto)在 1912 年首次报道,后来就以其姓氏命名了这类甲状腺炎,称为"桥本病"或"桥本甲状腺炎",简称为"桥本"。

虽然它的名字很"外国",但并不是只有外国人才会得的病。

桥本是感染性炎症吗

说起炎症,普遍会认为是感染了对身体有害的病毒、细菌而引发的。那桥本的发生也是因为感染了对甲状腺有害的病毒、细菌吗?

事实并非如此,虽然目前对它的病因和发病机制尚未完全清楚,但大部分学者认为它不是感染性炎症,而是一种自身免疫性疾病。因此,桥本又称慢性淋巴细胞性甲状腺炎,或自身免疫性甲状腺炎。

桥本的危害有哪些呢

桥本起病隐匿,发病缓慢,在早期常常不能识别,有一部分是体检时发现的。

典型表现为甲状腺肿,表面光滑、质地坚韧有弹性如橡皮样感、多数无压痛,有些病例中因肿大的甲状腺压迫气管、食管、喉返神经而出现相应的症状,如呼吸不畅、吞咽困难、声音嘶哑。

疾病初期甲状腺功能多数正常,少数患者会表现出轻度甲亢的症状,随着病程迁延,甲状腺的腺体不断被破坏,而出现甲减表现。所以说,确诊为桥本的患者需要定期复查甲状腺功能及甲状腺自身抗体指标,警惕甲减的发生。

哪些甲状腺指标提示桥本呢

说起与甲状腺相关的指标,大家听到最多的莫过于"T_3、T_4"。但是对于桥本来说,并不是仅关注它们就够了,切记要留心一下化验单上的"TGAB 和 TPOAB",这两个是甲状腺自身抗体,若它们升高了,提示桥本可能性。

提醒大家,桥本发病隐匿,关注甲状腺健康,就要定期给自己的甲状腺做体检!

(二) 桥本已确诊,为何医生却说可以不吃药

患桥本甲状腺炎的胡小姐疑惑真不少!虽然医生诊断她为桥本,但是告诉她目前还不需要治疗。对此,她将信将疑:"既然是病,怎么就不用吃药呢?"那么我们就来给胡小姐解惑。

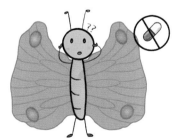

患上桥本,怎么办呢

事实上,目前对于桥本甲状腺炎没有特殊的治疗方法。它的临床表现多样,相对典型表现是甲状腺肿大,临床上现在主要是根据甲状腺肿的大小及有无压迫症状、甲状腺功能来评估是否需要处理。

第一，对于甲状腺轻度肿大并且没有压迫症状、甲状腺功能正常的桥本患者，可以暂时不进行治疗，建议定期随访观察即可。本文提到的胡小姐病情正处于此阶段，所以可以暂且不进行治疗，当下只需遵医嘱定期随访观察。

第二，对于甲状腺迅速肿大并伴有局部疼痛或者压迫症状的患者，可视病情用中、短程糖皮质激素做抑制性治疗，减轻甲状腺肿大的情况。

第三，对于甲状腺肿大明显，且伴有甲减的患者，则给予甲状腺激素替代治疗。比如可以用左甲状腺素钠，一般从小剂量开始，每天用 25～50 微克的量。临床上需要治疗的患者，在开始治疗时先每天吃半片左甲状腺素钠（50 微克/片），之后根据病情逐渐增加剂量，一般剂量可达每天 50～100 微克，也就是达到每天 1～2 片左甲状腺素钠的量，直至腺体开始缩小，TSH 水平降至正常。此后因人而异逐渐调整剂量，根据甲状腺功能和 TSH 水平来逐步减少剂量，直至达到维持剂量，疗程一般需 1～2 年。甲状腺肿大情况好转、甲状腺功能恢复正常后可停药。但停药后有部分患者还会复发，可再次给予甲状腺激素替代治疗。患者大多有发展为甲减的趋势，因此应注意随访复查，发生甲减时，应予以治疗。

第四，如果桥本甲状腺炎出现甲亢的相关症状，且血液检查提示甲亢，可能是桥本甲亢，可用中、小剂量的抗甲状腺药物，如每天用 10～20 毫克甲巯咪唑，或每天用 100～200 毫克丙硫氧嘧啶，服药时间不宜过长。如果这种甲亢表现是一过性的，那么可仅用 β 受体阻滞剂如普萘洛尔制剂进行对症治疗。

第五，如果肿大的甲状腺对周围器官产生了压迫，并且造成明显的症状，比如压迫到气管、引发呼吸不畅时，可以进行手术干预。又或者怀疑合并恶性肿瘤时应做手术治疗。

要不要补硒呢

对于甲状腺自身抗体持续高的桥本患者,有部分学者建议补硒。为何呢? 临床发现不少桥本患者甲状腺功能控制得很好,但是甲状腺自身抗体还是偏高,这说明甲状腺存在自身免疫攻击,导致甲状腺细胞受到破坏,有学者认为补充治疗剂量的硒可以使甲状腺自身抗体水平下降。

在医院,硒酵母是目前最常用的补硒药物,它是利用酵母开发出来的有机硒,药效较安全、稳定,且易吸收。

补硒不能过量,过量摄入有可能导致急性中毒或慢性中毒。目前,世界卫生组织及中国营养学会推荐成人硒摄入量为每日50~250微克,桥本患者需严格按照医嘱补充硒酵母的用量。

(三) 桥本患者干燥不适,润燥有良方

秋冬季气候干燥,引发人体一系列干燥不适的症状,比如口干舌燥、皮肤干涩、便秘,正常情况下可通过增加饮水次数及饮水量、涂上保湿乳液来缓解,然而有些人却仍然无法缓解,此时就要考虑可能是人体小蝴蝶生病了。

口干眼干无法缓解,考虑桥本甲状腺炎

虽然口干、眼干是常见问题,可以由多种因素导致,但要提醒你赶紧查下甲状腺功能,警惕桥本。这是因为临床发现,在甲状腺疾病中,罹患桥本甲状腺炎的患者常有干燥症状,所以如果觉得身体被"抽干",当心桥本哦!

音频

另外有部分桥本甲状腺炎患者甚至会合并干燥综合征[4]。桥本甲状腺炎是一类自身免疫性疾病,干燥综合征也属于自身

免疫性疾病,这其中有一定的关联性。干燥综合征常见表现为口干、眼干,其特异性表现为猖獗性龋齿,患者患有难以控制的龋齿,牙齿变黑、继而小片脱落,最终只留残根[5]。已确诊的桥本患者若有上述表现,也需警惕干燥综合征。

缓解干燥 规范治疗先行

针对桥本患者,如何来润燥,缓解他们的不适呢?

最重要的是需要进行规范治疗。桥本的治疗方法在前面已经详细阐述。而针对桥本合并干燥综合征的患者,除了治疗桥本,还需要到风湿免疫科请专业医生治疗干燥综合征,两种疾病治疗并没有相互干扰性。

几款食疗方助患者润燥

桥本口干患者,中医认为大多由于阴亏血虚造成[6],加之冬季气候干燥,燥邪容易消耗人体津液,并从口鼻先行入肺,"燥盛则干",若不及时化解,损伤肺阴,会出现口干鼻燥、咽干唇焦的症状,久之又可伤及胃阴,出现口干而渴、食欲不振、大便干结等征象。

要预防口干、咽干的症状,首先应注意体质调养,尤其深秋时节,多食生津润燥之品,如新鲜水果蔬菜,尤其是梨、杏、百合、芝麻、芦根等。此外,药粥疗法是祖国医学宝库中的一部分,具有悠久的历史,以药治病、以粥扶正是一种食物养生的好方法,推荐给大家几种简单的药食同源的饮食法:

银耳粥:银耳 10 克,粳米 100 克,加水煮成粥。适用于阴虚内热、口干津少等症,尤其适合冬令服用。

鲜梨粥:新鲜梨 3 个,捣碎取汁,粳米 100 克,加水适量煮粥,待粥熟时加入梨汁、冰糖,略沸即成。适用于口干咽燥等症。

鲜藕粥:新鲜藕 100 克,洗净切成薄片,粳米 100 克,加水适量，同煮成粥，加白糖少许搅匀。适用于口干舌燥、食欲不振者。

麦冬茶：取麦冬 30 克，放入养生壶，煎水代茶饮用。此茶可滋阴润燥、清心除烦、养胃生津、润肠通便。

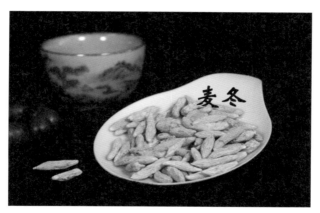

麦冬茶

第四节　伪装的小蝴蝶——亚急性甲状腺炎

气温骤降，猝不及防的冷会让不少人患上感冒。天气变冷时一定要及时添加衣物防寒保暖、预防感冒。大家可能不知道，有时候人体小蝴蝶也会很调皮，开启"伪装游戏"，最容易伪装的是"感冒"。当咽喉疼痛明显时，千万别被人体小蝴蝶的假象"蒙骗"了呀！机智地来识别这场恶作剧！

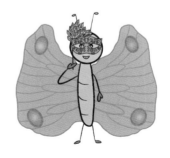

（一）治疗"感冒"月余不愈，需考虑亚甲炎

先来看一个门诊的病例。胡小姐自述喉咙痛快两个月了，曾反复多次就医，但症状始终未见好转。后来有医生建议她找甲状腺病专科医生看一下，遂来就诊。经过仔细询问病史后了解到，这次喉咙痛是感冒发烧留下的"后遗症"，触诊时发现她的甲状腺肿大，并且按压后有疼痛，专科医生脑中立即想到另一种病。于是让她做进一步检查，果不其然，检查证实困扰她近两个月的感冒，其实是亚急性甲状腺炎。

亚急性甲状腺炎，简称亚甲炎，虽然发病机制并未明确，但多数学者认为它是一种与病毒感染相关的甲状腺炎症。由于大部分亚甲炎患者在发病前都曾有过感冒的病史，且其早期发热、颈部疼痛的症状表现又与感冒相似，因此极易被误认为是感冒。

亚甲炎病程长短不一，短则数周，长则半年甚至更长。若感冒长期未愈，需要考虑亚甲炎的可能性，进一步检查。

典型的亚甲炎发病有三个阶段

临床典型的亚甲炎的病程会经历三个阶段：先甲亢，后甲减，再好转。

第一阶段：发病较急骤，患者会有发热症状，并且会感到怕冷、无精打采、吃不下饭。甲状腺会肿大，摸上去较坚实，患者会感到颈部疼痛或者按压痛。如果炎症范围较广，侵袭破坏了较多的甲状腺滤泡细胞，那么细胞中的甲状腺激素大量漏出至血液中，患者就可能出现心慌、手抖、多汗、烦躁易怒等甲亢症状。

第二阶段：病情进一步发展，甲状腺滤泡细胞中的甲状腺激素逐渐耗竭，而甲状腺滤泡细胞还未修复，在血液中的甲状腺激素代谢掉以后得不到补充，其浓度可降低，甚至降至甲减的水

平，此时患者就会表现出甲减的相应症状，如怕冷、乏力、浮肿等，女性患者可伴有月经异常，男性患者也可能会有性功能障碍。

第三阶段：甲状腺炎症逐渐好转，甲状腺滤泡细胞得到修复，甲状腺肿逐渐消失，血清甲状腺激素水平恢复正常，各种甲减的症状也逐渐消失。

部分轻度的亚甲炎患者，或不典型的病例，患者的症状表现都较轻微，可以没有发热，甲状腺也只是轻度肿大、疼痛和触痛，也可以没有典型的甲亢或甲减症状，需要我们慧眼识别疾病真相。

感冒了还是亚甲炎？ 甲状腺摄碘率破迷雾

感冒？亚甲炎？分不清！其实只要去医院做个检查就可以明确分辨了。

感冒总不见好的患者可以去医院检查"甲状腺摄碘率"，亚甲炎有典型表现——分离现象，即血清中甲状腺激素水平虽然是增高的，但是其甲状腺摄碘水平却是下降的。如果再加上红细胞沉降率（血沉）检查明显增快，就基本能够确诊亚甲炎。

患上亚甲炎无须过于担心，可自愈

即便患上亚甲炎，患者也不必太焦虑。它与感冒一样，大部分患者是可以自愈的。一般来说，症状本身较轻的患者，无须进行任何处理，只要好好休养，注意观察即可。多数患者在持续一段时间后，不适症状基本就会消失，机体也会恢复正常了。

患者如感到明显不适也可以进行对症治疗。早期以减轻炎症反应及缓解疼痛为主，疼痛较轻的患者可以用一些非甾体抗炎药；对于疼痛剧烈、发热的、用非甾体抗炎药效果不佳的患者，可以选用一些名称中带有"松"字的糖皮质激素，如泼尼松；如果有心慌等甲亢症状,可以用对症的药物来缓解症状,甲状腺功能一旦恢复正常即可停用;对于有甲减表现的患者则可以加用甲状腺激素(如左甲状腺素钠)来缓解不适。

中药茶饮、药膳方可缓解不适

亚甲炎初起,如果患者有怕冷、发热、头痛、颈部肿痛、舌红、舌苔黄的表现,可以尝试银花夏枯草汤,方法是将金银花、夏枯草各 30 克,加水煮沸后代茶饮。

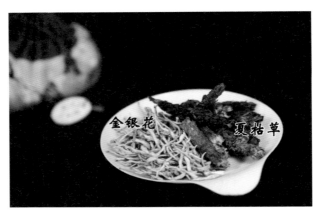

金银花夏枯草汤

亚甲炎缓解期,如果疲倦乏力、精神不振、面部浮肿、舌胖、舌质淡红,也可尝试药膳参芪薏仁粥。取薏仁米 50 克、党参 30 克、生黄芪 30 克,用砂锅将生黄芪煮 20 分钟后,滤去生黄芪,用其汁煮薏仁米和党参,煮烂以后食用。

另外,发病早期需减少碘的摄入,含碘高的食物建议不要吃,比如海带、紫菜;烹饪菜肴宜用无碘盐。同时,坚持良好的生活方式,早睡不熬夜,对于机体的尽早恢复有促进作用。

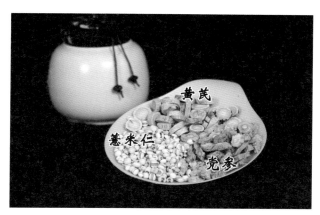

参黄芪薏仁粥

最后再次提醒,天气多变时,要注意防寒保暖,尽量避免感冒。

(二)亚甲炎伪装成甲亢,"分离现象"现真身

当人体小蝴蝶遭遇亚甲炎,那真是瞬间变成了伪装高手,不仅仅会被误认为感冒,也可能被误认为甲亢。

亚甲炎在血清甲状腺激素水平检查中,与甲亢会有一样的表现:TT_3、TT_4、FT_3、FT_4升高及 TSH 减低。如下表:

亚甲炎和甲亢的血检指标

疾病	TT_4	TT_3	FT_4	FT_3	TSH
甲亢	↑	↑	↑	↑	↓
亚甲炎	↑	↑	↑	↑	↓

在疾病早期,亚甲炎患者的甲状腺滤泡细胞受到破坏,滤泡

内的甲状腺激素进入血液,导致血清甲状腺激素水平升高,同时抑制其垂体分泌促甲状腺激素。处于这个阶段的亚甲炎患者,在症状表现上,也与甲亢非常相似,患者会出现心慌、手抖、消瘦等表现。因此,为了确诊疾病,就需要采用更可靠的方法进行检测。

目前临床采用摄碘率检测来鉴别甲亢和亚甲炎。摄碘率是反应甲状腺功能的指标之一,通常患者 24 小时内的摄碘率会随着时间延长而升高,并在 24 小时的时候达到最高点。

甲亢患者的甲状腺滤泡的摄碘功能和甲状腺毒症期亚甲炎患者的摄碘功能是不同的。甲亢患者的甲状腺滤泡上皮细胞增大、功能增强,从而出现摄碘率明显升高的现象。而甲状腺毒症期的亚甲炎患者的甲状腺滤泡细胞受损,以致其甲状腺滤泡细胞的摄碘功能下降,进而导致其摄碘率下降。

当甲状腺激素的水平与摄碘率呈协同升高时,可以诊断为甲亢;而当甲状腺激素的水平升高、摄碘率降低,呈"分离现象"时,可以诊断为亚急性甲状腺炎。

 ## 第五节　疼痛的小蝴蝶——急性甲状腺炎

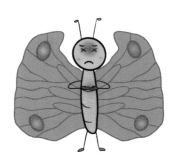

多数时候人体小蝴蝶遭遇疾病,往往并不自知,因为"不痛不痒",疾病的发生非常隐匿。因此特别要强调,一定要对它进行定期的体检。也有一种甲状腺疾病让它"疼痛难忍",而且在主人吞咽口水时经常会感到颈部、耳后疼痛剧烈,有时候还伴有发热,如果你们发现有这些症状,一定要警惕是不是患上了急性甲状腺炎。

（一）吞口水耳根痛 当心·小·蝴蝶发炎了

"前两周天气转凉,一不当心感冒了,这次感冒还挺严重的,至今还没好,像是落下了病根,现在不敢咽口水,因为一咽口水耳根后面就疼得不得了,吃饭时也会疼,这日子过得不舒坦。医生啊,我这个病根还能不能治好啊?"胡小姐就诊时不停地抱怨。听了她的描述,接诊的医生给她开了验血检查和甲状腺的B超检查。

当胡小姐拿着报告再次就诊时,医生告诉她血常规提示有炎症,甲状腺功能检查发现甲状腺功能降低,B超检查还发现甲状腺右叶有脓肿,可以确诊为急性甲状腺炎。

什么是急性甲状腺炎

急性甲状腺炎是甲状腺发生的急性化脓性感染,它由细菌或真菌感染所致,细菌或真菌经血液循环、淋巴道或邻近化脓病变蔓延侵犯甲状腺,引起急性化脓性炎症,使甲状腺组织发生变性、渗出、坏死、增生等炎症病理改变,导致一系列临床病征。

一般来说,由于甲状腺血运极为丰富、淋巴回流良好、有完整的包膜且甲状腺组织内碘浓度高,故其抗感染力强,因而受感染形成甲状腺炎的概率不高。因此很多人听说过甲亢、甲减、桥本甲状腺炎……但却不知道甲状腺也会发生急性化脓性炎症。

惹上这些病原菌,让急性甲状腺炎有机可乘

急性甲状腺炎因何而生呢? 引发急性甲状腺炎的常见病原菌有金黄色葡萄球菌、溶血性链球菌、肺炎链球菌、革兰阴性菌。这些细菌可经血液、淋巴道、邻近组织器官感染蔓延或穿刺操作进入甲状腺。

临床上大部分患者常于上呼吸道感染（即感冒后）发生；另有一些是因口腔炎症，或者颈部软组织化脓性感染的直接扩散（如急性咽炎、化脓性扁桃体炎）引发。少部分患者是在发生败血症或者颈部受外伤破损后引发。

此病在营养不良的婴儿、糖尿病患者、身体虚弱的老人或免疫缺陷的患者身上更易发生。梨状窝瘘是引起儿童急性甲状腺炎的主要原因。

因此，避免感染是预防急性甲状腺炎发生的主要方法。

颈部、耳后疼痛要警惕

急性甲状腺炎多见于中年女性。发病前 1～2 周多有咽痛、鼻塞、头痛、全身酸痛等上呼吸道感染史。

患者多为突然发病，主要症状表现有 2 种：第一种是寒战高热，体温可在 38～39℃或以上，易出汗，全身不适；第二种是疼痛，甲状腺部位会出现疼痛，疼痛可波及耳后、枕部，颈部后伸、吞咽时甲状腺疼痛加剧，疼痛可向两颊、两耳或枕部放射，若化脓则出现胀痛、跳痛，严重者可有声嘶、气促、吞咽困难等，并有邻近器官或组织感染的征象。

医生查体时可发现，患者甲状腺肿大并出现局部肿块，局部皮肤发红、发热，甲状腺区有明显触痛，呈现红肿热痛的典型炎症表现，成脓后局部可出现波动感。少数病例可发生搏动性肿物，患者可有心动过速等。

哪些检查有助于急性甲状腺炎的诊治

除了参考症状表现与医生查体之外，有一些相应的检查对急性甲状腺炎的确诊及治疗有帮助，见下表。

呵护你的甲状腺——变幻莫测的人体小蝴蝶

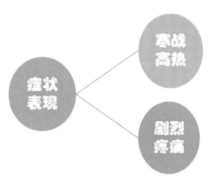

急性甲状腺炎的症状表现

医学检查在急性甲状腺炎诊断上的应用

检查方法	结　果
血常规	周围血白细胞计数和中性粒细胞升高
	红细胞沉降率加快；C反应蛋白增高
甲状腺功能	细菌感染的急性甲状腺炎患者，其甲状腺的功能大多正常
	真菌感染的病例中，甲状腺功能大多偏低
	分歧杆菌感染的患者，其甲状腺激素水平常偏高
细菌学检查	穿刺抽吸脓液进行细菌培养、革兰染色有助于确定感染细菌
	药物敏感试验有助于抗菌药物的选择
甲状腺B超检查	可发现甲状腺单叶肿胀或脓肿形成
X射线检查	可了解器官偏移或受压情况
	有时可发现甲状腺及其周围组织中有由产气杆菌产生的游离气体
CT或MRI检查	有助于纵隔脓肿的诊断
$^{99m}TcO_4^-$-SPECT显像	炎症区域显像剂分布稀疏

（二）急性甲状腺炎有多危险

看了上面所说的，大家应该明白了，胡小姐所说的"落下了病根"，其实是急性甲状腺炎最常见的表现，而并非它的并发症。

急性甲状腺炎的并发症虽然罕见，但也可能致命，在这里我们要提醒大家千万不要小觑它的危害。

并发症一：甲状腺功能减退

腺体组织的坏死和脓肿形成可引起甲状腺功能减退，主要因感染所致，临床可出现暂时性甲状腺功能减退。

并发症二：脓肿压迫症

甲状腺脓肿压迫到了周围的神经和气管，引发声带麻痹、气管阻塞、局部交感神经功能紊乱等表现。

并发症三：感染局部蔓延

甲状腺脓肿破裂，向周围组织和气管（如前纵隔、气管及食管）扩散，可引致颈内静脉血栓形成和气管穿孔等。

并发症四：感染全身扩散

感染经血液扩散至全身，患者可并发肺炎、纵隔炎、心包炎、脓毒血症等。若延误治疗常可导致死亡。

并发症五：急性甲状腺炎复发

在复发性急性甲状腺炎中，80％是因为持续存在梨状窦-甲状腺瘘，其中的92％发生在甲状腺左叶，6％发生在右叶，2％为双侧甲状腺同时发生。

再次提醒大家，切勿轻视急性甲状腺炎，一旦确诊，要在医生指导下积极治疗。

（三）治疗急性甲状腺炎，奏好四部曲

遭遇急性甲状腺炎的人体小蝴蝶"红肿热痛"很不舒服，医学上有哪些方法可以尽快缓解症状，治疗疾病呢？

急性甲状腺炎的症状有感染、高热、甲状腺局部的红肿热痛，治疗最重要的目标就是控制感染，治疗方法我们归纳为四部曲。

治疗急性甲状腺炎的四部曲

第一部曲：用"好"抗生素

这里的"好"一是指根据患者感染的病菌，针对性地使用抗生素；二是指根据患者的症状表现，用好最佳的抗生素组合及给药方式。

我们建议在甲状腺局部穿刺脓液细菌培养及药敏试验未出结果前，宜选用广谱抗生素。通常针对链球菌和金黄色葡萄球菌感染选用抗生素。

病情轻者可采用口服耐青霉素酶的抗生素，如邻氯青霉素、双氯青霉素或联合青霉素及β内酰胺酶抑制剂。大多数患者有高热及甲状腺局部的红肿热痛，症状较重，应采用静脉给药。常用青霉素类、第二代头孢菌素类；对青霉素过敏者，可选用大环内酯类药物或氯霉素，有效抗生素的使用至少持续 14 天。

如果伴有血行感染，有败血症、脓毒血症，宜联合使用两种抗菌药物，比如联用针对 G＋菌和 G－菌的抗生素，联用红霉素（或阿奇霉素）与第三代头孢菌素。

提醒大家，对于病情重者，要结合细菌培养和药敏结果选择抗菌药物，及时、有效地控制感染，防止炎症进一步发展和脓肿形成，防止病情恶化。

第二部曲：局部处理

早期宜用冷敷，晚期宜用热敷。有脓肿形成时应早期行切开引流。行 B 超或 CT 检查，发现局部脓肿或游离气体时，需切开引流，以免脓肿破入气管、食管、纵隔内。如有广泛组织坏死或持续不愈的感染，应行甲状腺切除手术，清除坏死组织，敞开伤口。

第三部曲：营养支持

由于甲状腺部位的疼痛，有些患者无法正常进食，疾病期间可能会营养不良。如果进食不能达到患者每日所需要的热量，那么可以通过静脉补充营养液，维持患者的正常生理需求。另外，对于伴有高热的患者，应补足液体量，可以静脉输入葡萄糖盐水等液体。

第四部曲：甲状腺激素替代治疗

如果患者急性甲状腺炎比较严重，造成了腺体组织的坏死，进而发生短暂性的甲减，或者长期性甲减，那么此时应该及时进行甲状腺激素替代治疗。比如可以每日服用左甲状腺素钠 25～50 微克，根据甲状腺功能调整用量。

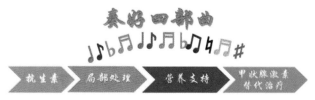

急性甲状腺炎治疗四部曲

甲状腺炎是否能痊愈

临床上不少患者会问："我这个甲状腺炎可以治愈吗？"患者大可不必过于忧心，绝大部分患者预后良好，可以自然缓解。

也有一些患者在病情缓解后，数月内还可能再次或多次复发。反复发作不常见，一般情况下甲状腺功能最终会正常。然而，甲状腺局部不适可持续存在几个月。通常，在病后数周或数月以后，大多数患者的甲状腺功能指标均恢复正常，而滤泡储碘功能的恢复却很慢，恢复期可以长至临床完全缓解以后的 1 年以上。永久性甲状腺功能降低的发生率不到 10%，极少数病例可发展为慢性淋巴细胞性甲状腺炎或毒性弥漫性甲状腺肿。所以，患者应放宽心，耐心治病。

（四）中药外敷缓解"红肿热痛"

中医药在治疗急性甲状腺炎方面也有不错的疗效。尤其对于疾病引发的甲状腺"红肿热痛"，可以通过中药外敷来达到缓解局部症状的作用[7]。

急性甲状腺炎属中医外科"痈"之范畴

急性甲状腺炎临床主要表现为发热、头痛、寒战、呼吸或吞咽困难，甲状腺部位红肿热痛，以致形成脓肿。这些症状具有典型的疮疡阳证的特点，当属中医外科的痈之范畴。

按其发病的特定部位，中医认为本病多系肝郁胃热、风温、风热、风火克于肺胃所致。温、热、火均为阳邪，性质相同，但轻重程度不一。温为热之轻，火为热之甚。感受风温者症情较轻；感受风火者症情较重。

中药外敷消肿方

急性甲状腺炎初期可以用外敷消肿。

方一：朴硝外敷

取材：朴硝 100 克。

用法：以开水溶化后在局部湿热敷。

方二：新鲜草药外敷

取材：清热解毒消肿作用的新鲜草药（如马齿苋、蒲公英、紫花地丁、野菊花）30 克。

用法：洗净捣烂敷患处，每日换 1～2 次。

方三：金黄膏外敷

取材：大黄、黄柏、姜黄、白芷各 25 克，南星、陈皮、苍术、厚朴、甘草各 10 克，天花粉 50 克。

用法：共研细末，再以金黄散 2/10、凡士林 8/10 调匀成膏后外敷。

方四：黄连膏外敷

取材：黄连 9 克，当归 15 克，黄柏 9 克，生地 30 克，姜黄 9 克，麻油 360 克，黄蜡 120 克。

用法：上药除黄蜡外，浸入麻油内一天后，用文火熬煎至药枯，去渣滤清，再加入黄蜡，文火徐徐收膏，外敷。

方五：双柏散外敷

取材：侧柏叶 60 克，大黄 60 克，黄柏 30 克，薄荷 30 克，泽兰 30 克。

用法：共研细末，可用水、酒、油或凡士林调匀成膏，外敷。

上述方剂外敷，都有清热解毒，消肿止痛之功。另外，切记一旦脓肿形成，应及时切开排脓，以利于疾病早日康复。

 ## 第六节　纠结的小蝴蝶——甲状腺结节

切？不切？切？不切？……

随着体检的普及，很多人发现自己有甲状腺结节。突然之间，人体小蝴蝶就变成了让主人纠结的

音频

一只小蝴蝶。是否要手术呢？这成为困扰大家最大的问题。然而,绝大部分体检偶然发现的甲状腺结节并不可怕,来势并不汹汹,再加上人体小蝴蝶分泌的甲状腺激素有着重要的生理功能,因此一旦发现结节,需三思而后行!

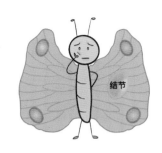

结节

（一）甲状腺结节要"格杀勿论"吗

部分甲状腺结节患者有这样一个想法:治疗就等于对甲状腺结节"格杀勿论"。事实上,甲状腺结节中95％以上属于良性病变,恶性病变仅占2％～5％。数字虽小,要是具体到个人就是100％的大问题。因此收起对甲状腺结节发出的"必杀令",通过一系列检查手段判断甲状腺结节的"良恶性"是当务之急。

别用极端眼光看结节

"结节"这两个字总让人感觉不那么舒服,往小说可能只是局部炎症,往大说是恶性肿瘤也未可知。面对体检报告上"甲状腺结节"的诊断,人们的心理会不由地走上两个极端。

有些人一听到"结节"两个字就非常紧张,生怕自己得的是不治之症,要立即对"结节"杀无赦;而另一些人则认为结节没什么大不了的,既不痛又不痒,随它去好了。

其实,对于甲状腺结节,不仅患者心里七上八下,医生也颇感头痛。即使是经验十分丰富的专家,也无法在未进行综合检查的情况下就给出明确的诊断。

所以,看待甲状腺结节,在思想上切莫走极端,先来鉴别一下它的良恶性。

手感初探甲状腺

常规体检中,你可能会发现有一项检查是医生触摸脖颈,这称为"颈部触诊",它是发现甲状腺结节的重要检查之一。

那么医生通过触诊能感受到什么呢? 当肿块较大时,可以被体检医生通过触诊发现。

通常情况下如果触摸到的肿块边界清晰、质地柔软或柔韧、活动度良好,提示良性病变可能性大;如果肿块边界不清,且质地较为坚硬、表面凹凸不平、做吞咽动作时活动度较小,就会高度怀疑是恶性病变。 如果同时摸到颈部多个无痛的、质地较硬的肿大淋巴结,情况就更可疑了。

B超是判断甲状腺结节性质的第一选择

虽然有经验的医生单凭触摸就能对结节的性质有初步的判断,但最终确诊还是要借助各种现代化的检验仪器。

甲状腺的位置十分表浅,又是不含气体的实质性器官,因此B超是首选的影像检查手段,通过B超可以清晰地看到直径仅为2毫米的微小结节。B超不仅能直观显示结节的大小、形态、边界和位置,还可提示结节是否有钙化、血流状况如何。如果发现结节中有微小的钙化、局部低回声、结节周边或结节里血液供应较为丰富,这些都提示病灶为恶性的可能性较大,应做进一步的检查。

B超是判断甲状腺结节性质的第一选择,但这并不意味着CT和磁共振就毫无意义。CT和磁共振的空间分辨率较高,在精确定位结节及其与毗邻组织(如重要血管、神经等)的关系上具有较大优势。

穿刺细胞学检查辨"良恶"

如果怀疑甲状腺结节是恶性,可以进行穿刺细胞学检查和基因检测。不过需要提醒的是，若在穿刺出的细胞中未检出癌细胞，并不能完全排除恶性肿瘤的可能，也许并未穿刺到恶变的细胞，也有一些恶性肿瘤无法通过细胞学确诊。所以，即使结果是阴性，患者也应定期随访，每隔 3 个月至半年应做一次 B 超检查，看结节有没有在短时间内增大或出现其他恶变征象。体积增加 15％～20％ 并不是绝对的手术指征，另有患者肿瘤体积增大不明显，但是出现边界不清、钙化、淋巴结肿大等恶性征象，这类患者必要时可以再次穿刺或者通过术中冰冻以明确性质。

核医学检查判断甲状腺结节性质

人体通过食物摄入的碘元素，绝大部分都随着血液循环富集到甲状腺中，从而给甲状腺激素的合成提供充足的原料。

利用甲状腺的这一特性，还可以给甲状腺结节的诊断提供便利，这是一种能让恶性病变"自现形"的方法——同位素成像。

将含有碘同位素的药剂注入人体，同位素便随着血液循环进入甲状腺集中起来。碘同位素有个"怪脾气"——会不断释放伽马射线。用伽马照相机对甲状腺进行成像，就能看到一幅色彩斑斓、层次丰富的图像。如果甲状腺结节十分热衷于吸收含碘物质，在图像中就会显示出黄色、红色。与之相反，若是结节对含碘物质不感兴趣，就显示出蓝色、紫色。通常情况下，高功能腺瘤吸收碘较多，恶性结节一般不会出现吸收增加的情况，甚至吸收较少。

用平和的心态面对结节

对待甲状腺结节的正确态度是，既来之则安之，规范诊疗不害怕。首先保持良好的心态。其次听从有经验的医生的建议，必要时可做检查和病情分析，有的患者可以适当地观察其动态改变。再次，如果发现病情变化，及时改变诊疗策略。必要时可行手术治疗，现代的手术治疗包括开放手术、颈部无疤痕腔镜手术、微创消融手术等,可以根据不同病情选择最适合的方案。术后有时要进行必要的碘-131治疗和甲状腺激素的替代治疗,这样大部分患者就可以享受正常人的生活质量和寿命。

总之,乐观的情绪、健康的生活方式和良好的生活环境利于预防各种疾病的发生。

（二）TI-RADS透露了什么

门诊中经常遇到一些甲状腺结节患者,拿着B超报告过来问:结节到底是良性的还是恶性的,TI-RADS又是什么意思?有不少患者纠结于是否要将结节"一切了之",永除后患。那么甲状腺结节到底是什么呢?B超能否透露良恶性信息呢?

B超检查让甲状腺结节无所遁形

甲状腺结节是指各种原因导致甲状腺内出现一个或多个肿块,可因吞咽动作随甲状腺上下移动,是临床常见的病症。

其实绝大部分的结节并没有明显的症状表现,患者常不自知。如今有了高分辨率的甲状腺B超检查的"加持",可以发现一些触诊未发现的甲状腺结节,让甲状腺结节无所遁形。除此之外,超声在甲状腺结节良恶性鉴别诊断上也起到不小的作用。

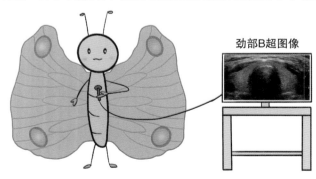

颈部B超图像

甲状腺超声检查征象提示了什么

甲状腺超声检查的癌性征象包括:结节微钙化、形态的纵横比(前后径/横径)≥1、实体结节的低回声和结节内丰富的血供。一般认为无回声病灶和均质性高回声病灶癌变危险性低。恶性发生的概率:单发大于多发;低回声大于等回声或高回声;有声晕大于无声晕;囊性成分少大于囊性成分多。具体征象还包括:直径大于 25 毫米;边界不清;前后径/横径≥1;结节内部血供丰富与周边甲状腺组织或中央丰富于周边;"针尖样""沙粒样"的细小钙化点(大部分小于 2 毫米),散在分布于病灶,后方声影可有可无(若伴彗星尾状声影的常提示良性)。

良性结节特征性表现:①小的囊性结节内有强回声伴后方增强,即伴"彗星尾征"伪像的囊性结节。②小于 1 厘米的孤立或多发含液性小结节,内部有或没有强回声点。③含纤维分隔的多房性囊性、呈"蜂窝状"图像的结节。④囊性为主的大结节。⑤具有粗糙带状回声的多个细小低回声结节[8]。

TI－RADS 透露了哪些秘密呢

根据结节的超声特征及结合结节大小、形态,报告会给出一个 TI－RADS 分级,从中我们就可以一窥结节的良恶性:不同级别,恶性的概率不一样。具体如下表。

TI－RADS 各级别的恶性率

TI－RADS 分级	结节良恶性	恶性率/%
1 级	无结节	0
2 级	良性	0
3 级	良性可能	<2

TI-RADS 分级		结节良恶性	恶性率/%
4 级	4a	低度可疑恶性	2～10
	4b	中度可疑恶性	10～50
	4c	高度可疑恶性	50～90
5 级		高度提示恶性	＞90

目前建议 0～3 级的患者每年随访一次,4a 级患者可 6 个月随访一次或细针穿刺活检;4b 级及以上患者建议细针穿刺活检,阴性者可 3～6 个月随访一次,阳性者则建议手术切除。

甲状腺结节要注意定期随访

甲状腺结节的患者不论治疗与否,都要定期随访复查。一般来说,6～12 个月要复查甲状腺 B 超、血清甲状腺功能指标,以防病情发展和变化、错失治疗时机。

(三)灵魂拷问:甲状腺结节是吃出来的吗

有不少甲状腺结节患者会问:"我的结节是吃出来的吗?"碘的摄入量多少确实与甲状腺疾病有关,在甲状腺结节的发展中起着重要作用,缺碘或摄碘过量均可以使甲状腺的结构或功能发生改变。但说起人体小蝴蝶长了结节,是否因为"吃",并不能简单用"是"或"不是"来回答。

碘摄入量与甲状腺结节的关系

碘缺乏可以导致甲状腺合成甲状腺激素减少,经下丘脑-垂体-甲状腺轴的反馈调节,刺激垂体分泌促甲状腺激素(TSH)增多,从而刺激甲状腺滤泡细胞增生,反复的增生最终形成结节。

碘摄入过量也可导致甲状腺结节的发生，其原因尚未完全明确，考虑与碘抑制过氧化物酶活性、抑制碘的有机化有关。

所以说，碘过量或不足均有可能导致甲状腺结节的发生。

引发甲状腺结节的其他因素

除了碘的摄入量与甲状腺结节的发病有关之外，还有一些其他的发病因素。

遗传因素：有甲状腺结节家族史的家族患甲状腺结节的人数显著多于一般家族。目前，已经知道有多种基因参与了甲状腺结节的发病，如 TSH 受体、GSP 等。结节的发生考虑与这些基因突变、激活、抑制、缺失等有关。

自身免疫：自身免疫在甲状腺结节的发生及进展中起到一定的作用。桥本甲状腺炎，即慢性淋巴细胞性甲状腺炎合并甲状腺结节在临床中也常见，考虑因自身免疫功能紊乱导致甲状腺局部炎症细胞浸润，甲状腺细胞进行性破坏，引起甲状腺功能减退，而后 TSH 长期升高，促进甲状腺细胞增生，导致结节形成。

接触放射线：电离辐射是形成甲状腺结节、甚至发生肿瘤的重要危险因素之一。

性别年龄：甲状腺结节，女性发病率高于男性，老年人多于年轻人。

吸烟：吸烟对甲状腺结节的发生也存在一定影响，考虑与烟草中的硫氰酸有关。它能够抑制碘的摄取，进而使体内碘的浓度下降导致甲状腺结节的发生；另外也可能会刺激甲状腺激素转化，抑制外周脱碘酶活性，直接刺激垂体，升高 TSH 水平，从而导致结节的发生。

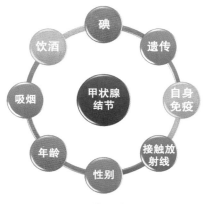

甲状腺结节的致病因素

饮酒：酒精能抑制甲状腺激素的代谢，使甲状腺细胞对TSH敏感性提高，还可能抑制甲状腺细胞增殖，对甲状腺产生直接毒性作用。

所以说，甲状腺结节的产生其实受多因素影响，并不能一味认为是吃出来的。

甲状腺结节患者怎么吃

如果已经患上了甲状腺结节，那么饮食该怎么调整呢？

饮食中的碘元素对甲状腺的影响最大，摄碘不足或过多都会引起甲状腺病变。随着饮食的丰富，因缺碘而引起的甲状腺结节已经非常少见。所以，在日常沿海地区人群则应控制碘的摄入，控制加碘盐的食用量[9]。

甲状腺结节患者饮食宜忌一览表

宜	忌
消结散肿作用的食物，包括菱、油菜、芥菜、猕猴桃等	烟、酒
	辛辣刺激性食物，如葱、花椒、辣椒、桂皮等
增强免疫力的食物，如香菇、蘑菇、木耳、核桃、薏米、红枣、山药和新鲜水果等	肥腻、油煎食物等
	高碘食物，如海带、紫菜、虾皮、海鱼等

不同类型甲状腺结节患者的饮食方案

结节类型	饮食方案
甲亢伴发甲状腺结节	忌碘饮食,食用无碘盐,禁食海带、紫菜、海鱼等海产品。
桥本甲状腺炎伴发结节	无须严格忌碘,但不宜摄入大量高碘食物,不主张过度食用大量海产品。
结节为高功能腺瘤	忌碘饮食,食用无碘盐,禁食海带、紫菜、海鱼等海产品。
无功能结节	饮食上少碘,少食用十字花科食物如萝卜、卷心菜等。

（四）甲状腺结节患者宜调理情志

中医认为甲状腺结节是"情志致病",工作压力大、精神情绪不畅、经常郁怒的人易患甲状腺结节,在西医看来这些都是甲状腺疾病的易感因素。

泡杯解郁茶疏肝理气

中医学中,甲状腺结节基本归类于"瘿瘤"的范畴,中医认为本病多由长期忧虑恼怒过度,使气机郁滞,津液不布凝聚成痰,痰气郁结,壅于颈前,则成瘿病。

故患者不妨先用些解郁的中药调节一下心情,如玫瑰花泡水可以理气解郁,调节情志不舒、肝郁气滞;陈皮泡茶饮,有助于调节气血、顺气化痰。另外还有一些疏肝理气解郁的中成药如逍遥丸、丹栀逍遥丸、柴胡舒肝丸等,可在中医师指导下根据自身情况选择。

学会"心平气和"

患者要善于调整心态,摆脱不良的情绪刺激,做到"心平气和"。过度劳累会加重甲状腺的负担、降低人体免疫力。长此以往甲状腺处于一种不稳定的状态,在外界因素的影响下,如化学刺激或病菌病毒侵犯时,就容易发生病变。因此,劳逸结合、保持健康的生活与工作方式,也是预防甲状腺病的有效方法。

总体来说,甲状腺结节以良性居多,因此患者无须过于担忧,放松心情,正常生活即可。

 第七节 危险的小蝴蝶——甲状腺肿瘤

人体小蝴蝶喜欢变身游戏,虽然好玩,但有时候游戏也会失手,一旦变幻出"甲状腺肿瘤",也可能给自身带来危险。那甲状腺肿瘤就是癌吗? 是不是要将之斩草除根呢? 不要急,还是需要先辨一辨它的良恶性。悄悄告诉你,有些甲状腺癌还很懒,并没有那么可怕。

音频

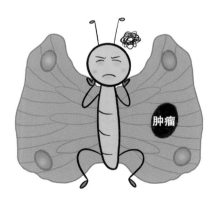

肿瘤

(一) 甲状腺瘤就是癌吗

胡小姐最近有点郁闷,她想着自己年纪轻轻怎么被查出"甲状腺瘤"了。虽然医生告诉她是甲状腺腺瘤,良性的,但她仍然惴惴不安,将信将疑,总猜测是不是得了癌。她将自己的害怕诉说给闺蜜听,闺蜜赶紧劝她别再瞎猜了。既然是良性的,那就听医嘱,进行规范治疗,切不要自己吓唬自己,扰乱了正常的生活。

临床上也经常遇见与胡小姐相似的患者,一听"瘤"就认为是癌。其实"甲状腺瘤"并不一定就是甲状腺癌,甲状腺瘤既有良性,又有恶性,一旦发现首先就要明确它的良恶性。

良性常见的有结节性甲状腺肿和甲状腺腺瘤等;恶性包括甲状腺乳头状癌、滤泡状癌、髓样癌和未分化癌等。甲状腺瘤是否癌变,一般可通过超声引导下细针穿刺或手术切除后标本的病理学检验确定。

我们要提醒大家,发现甲状腺瘤不必过于担心。患者应及时到正规医院就诊,明确良恶性。大多数良性疾病经过正规治疗,预后极佳。

(二)甲状腺腺瘤会癌变吗

"医生,我的这个瘤既然是良性的,那还要治吗? 会癌变吗?"不少甲状腺腺瘤的患者也经常会提出这样的问题。下面我们就进行详细解答。

甲状腺腺瘤从何而来

甲状腺腺瘤是起源于甲状腺滤泡细胞的良性肿瘤,主要分为两种:滤泡状腺瘤和乳头状腺瘤,又以前者较为多见。它们通常表现为甲状腺囊内单个边界清晰、有完整包膜的结节。

甲状腺腺瘤的病因目前尚未明确,可能与性别、遗传因素、射线照射、TSH 过度刺激等有关,也可能与地方性甲状腺肿有关。

性别因素：我们观察到女性较男性更易患甲状腺腺瘤，这提示性别因素可能与发病有关，但目前没有发现雌激素刺激肿瘤细胞生长的证据。

家族性肿瘤：甲状腺腺瘤可见于一些家族性肿瘤综合征中。

外部射线照射：儿童期如果头颈或胸部进行过 X 射线照射治疗，那么甲状腺腺瘤的发病率会相对更高。

TSH 过度刺激：部分甲状腺腺瘤患者会出现 TSH 增高，所以认为 TSH 的过度刺激有可能与甲状腺腺瘤的发病有关。

甲状腺腺瘤是个大家族，其中有不少"兄弟姐妹"

甲状腺腺瘤分为以下几种类型。

滤泡状腺瘤：这是最常见的一种甲状腺良性肿瘤。

乳头状腺瘤：良性乳头状腺瘤少见，多呈囊性，故又称乳头状囊腺病。需要注意的是，在甲状腺腺瘤中，具有乳头状结构者有较大的恶性倾向。

不典型腺瘤：比较少见，腺瘤包膜完整，质地坚韧，切面细腻而无胶质光泽。

甲状腺囊肿：根据内容物不同可分为胶性囊肿、浆液性囊肿、坏死性囊肿和出血性囊肿。

功能自主性甲状腺腺瘤：瘤实质区可见陈旧性出血、坏死、囊性变、玻璃样变、纤维化及钙化。瘤组织边界清楚，周围甲状腺组织常萎缩。

不痛不痒的腺瘤怎么发现呢

甲状腺腺瘤可发生于任何年龄，但以青年女性多见；多数无自觉症状，往往在无意中发现颈前区肿块；大多为单个、无痛；包膜感明显，可随吞咽移动。

少部分情况下，腺瘤也可引发不适症状。如肿瘤内出血或囊变;体积可突然增大且伴有疼痛和压痛,但过一段时期又会缩小,甚至消失;少数肿瘤增大逐渐压迫周围组织,引起气管移位,患者会感到呼吸不畅,尤以平卧时为甚;胸骨后的甲状腺腺瘤压迫气管和大血管后,可引起呼吸困难和上腔静脉压迫综合征;少数腺瘤瘤体可因钙化斑块而变得坚硬。自主性高功能甲状腺腺瘤可表现不同程度的甲亢症状。

除了上述症状和体征之外,我们还需要进行相关检查。典型的甲状腺腺瘤很容易做出临床诊断,甲状腺功能检查一般正常;核素扫描常显示"温结节",但如有囊变或出血就显示为"冷结节"。

主要检查包括如下几种。

甲状腺功能检查:典型的甲状腺腺瘤,甲状腺功能指标 TT_3、FT_3、TT_4、FT_4 和 TSH 均正常。但自主性高功能甲状腺腺瘤患者通常表现为血清 TT_3、FT_3、TT_4 和 FT_4 升高、TSH 降低。

X 射线检查:如腺瘤较大,颈胸部 X 射线检查可见器官受压移位,部分患者可见瘤体内钙化等。

核医学检查:90％的腺瘤不能聚集放射性锝或碘,核医学检查多显示为"冷结节";少数腺瘤有聚集放射性碘的能力,核医学检查显示为"温结节";自主性高功能腺瘤表现为放射性浓聚的"热结节";腺瘤发生出血或坏死等囊性变时则均呈"冷结节"。

B 超:对诊断甲状腺腺瘤有较大价值,超声波下腺瘤和周围组织有明显界限,有助于辨别单发还是多发、囊性还是实性。

甲状腺穿刺活检:有助于诊断,特别在区分良恶性病变时有较大价值,但属创伤性检查,通常不作为常规进行。

甲状腺腺瘤需与两类甲状腺疾病相鉴别

首先,甲状腺腺瘤要与结节性甲状腺肿相鉴别。后者虽有单发结节,但甲状腺多呈普遍肿大,在此情况下易于鉴别。一般来说,腺瘤的单发结节在长期病程之后仍属单发,而结节性甲状腺肿经长期病程之后多发展为多发结节。另外根据地域不同,诊断也不同,甲状腺肿流行地区多诊断为结节性甲状腺肿,非流行地区多诊断为甲状腺腺瘤。在病理上,甲状腺腺瘤的单发结节有完整包膜、界限清楚。而结节性甲状腺肿的单发结节通常无完整包膜、界限也不清楚。

其次,甲状腺腺瘤还应与甲状腺癌相鉴别。后者可表现为甲状腺质硬、结节表面凹凸不平、边界不清、颈淋巴结肿大,并可伴有声嘶、霍纳综合征等。

甲状腺腺瘤要不要治呢

虽然甲状腺腺瘤是良性的,但目前主张治疗。治疗方法主要为甲状腺激素治疗、手术治疗。

为何要进行甲状腺激素治疗呢?因为这能抑制垂体 TSH 的分泌,减少 TSH 对甲状腺腺瘤的刺激,从而使腺瘤逐渐缩小,甚至消失。建议从小剂量开始,逐渐加量。对于多发性结节或温结节、热结节等单结节患者,可用左甲状腺素钠 50～150 微克治疗 3～4 个月。如效果不佳可考虑手术治疗。

什么时候可进行手术治疗呢?甲状腺腺瘤有一定的癌变率,因此对于甲状腺腺瘤有癌变可能的患者或引起甲亢者,应行手术切除腺瘤。伴有甲亢的高功能腺瘤,需要先用抗甲状腺药物控制甲亢,待甲状腺功能正常后,行腺瘤切除术。

临床上甲状腺腺瘤与某些甲状腺癌,特别是早期甲状腺癌难以区别。因此,无论肿瘤是大还是小,目前多主张做"患侧腺叶切除"或"患侧腺叶次全切除",而不宜只做"腺瘤摘除术"。

（三）甲状腺癌是高碘饮食惹的祸吗

胡小姐近期体检后发现有甲状腺结节，进一步检查后确诊为甲状腺乳头状癌。她听说甲状腺癌和吃碘盐、吃海鲜有关系，觉得自己的病就是吃出来的，非常懊悔。甲状腺癌是高碘饮食惹的祸？确实是这样吗？

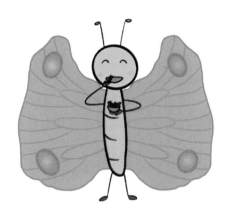

什么是甲状腺癌

甲状腺癌是甲状腺的恶性肿瘤。近年随着诊断技术的不断提高，高分辨率的超声检查、CT、MRI、甲状腺细针穿刺活检等检查能及时发现甲状腺癌，使许多甲状腺癌患者得到早期诊断和治疗。

甲状腺癌大约占所有癌症的 1%，在地方性结节性甲状腺肿流行区，甲状腺癌特别是低分化甲状腺癌的发病率较高。

甲状腺癌包括起源于滤泡上皮细胞的乳头状癌、滤泡状癌、未分化癌以及起源于滤泡旁细胞的髓样癌，大量资料显示甲状腺癌患病率呈逐年增加趋势。

甲状腺癌发病不仅仅与碘有关

事实上，与很多癌症一样，甲状腺癌的病因与发病机制尚不十分清楚，从流行病学调查、肿瘤实验性研究和临床观察来看，甲状腺癌的发生可能与下列因素有关。

遗传因素：5％～10％甲状腺髓样癌有明显的家族史，而且往往合并有嗜铬细胞瘤等，推测这类癌的发生与染色体遗传因素有关。

碘：事实上摄碘过量或缺碘均可使甲状腺的结构和功能发生改变。

放射性损伤：在临床上，很多事实说明甲状腺癌的发生与放射线的作用有关。特别引起注意的是，在婴幼儿期曾因胸腺肿大或淋巴腺样增殖而接受上纵隔或颈部放射治疗的儿童尤其易发生甲状腺癌。

甲状腺是一个十分表浅的内分泌器官，经常性地接触电离辐射，会给甲状腺带来不利影响，甚至导致恶性肿瘤的发生。航空业的发展使得乘飞机长途旅行越来越普遍，而处在飞机飞行的高度，人体所遭受的辐射剂量大于地面。还有些女性特别青睐璀璨夺目的珠宝首饰，这些物品也含有一定剂量的天然辐射。

所以说，甲状腺癌的发生是一个极其复杂的过程，若将之归为高碘饮食单一因素，显然缺乏科学依据。

（四）甲状腺癌为何又称为"懒癌"

近年来，不少人听说甲状腺癌其实没有那么危险，它甚至有一个"懒癌"的名号。甲状腺癌通常生长比较慢、恶性程度相对较低，所以说甲状腺癌比较"懒"。在很多保险公司的大病保险的清单中,已将甲状腺癌排除在外了。那甲状腺癌真的没有什么大不了吗? 事实上并不是这样。甲状腺癌是一个大家族,并不是每个家族成员都是那么"懒"。

乳头状癌:是一种分化好的甲状腺癌,也是最常见的一种。病灶一般为单发,体积大小不等,小的直径在 0.5 厘米以下,大的直径可超过 10 厘米。它的恶性程度通常较低,10 年总生存率约 90%。

滤泡状癌:占甲状腺癌总数的 10%～15%,仅次于乳头状癌而居第二位。肉眼检查时滤泡状癌表现为一种实质的具有包膜的肿瘤,包膜上常密布着丰富的血管网,其较小的癌肿和甲状腺腺瘤很相似。病灶一般较大,较多出现远处转移,较少出现局部淋巴结转移。相对来说,滤泡状癌预后不及乳头状癌好。

甲状腺髓样癌:占甲状腺癌总数的 1%～2%。瘤体一般呈圆形或卵圆形,边界清楚,质硬或呈不规则形,伴周围甲状腺实质浸润,切面灰白色或淡红色,可伴有出血坏死及钙化,肿瘤直径平均为 2～3 厘米。甲状腺髓样癌是一种中度恶性的癌种,可发生于任何年龄,男女发病率无明显差异,大多数是散发性的。据中国家族遗传性肿瘤临床诊疗专家共识(2021 年版)的数据显示 25%～30% 为家族性。

家族性髓样癌的特征如下:

(1)发病年龄较轻,诊断时平均年龄为 33 岁,散发性髓样癌诊断时平均年龄超过 55 岁。

(2)均为双侧性癌腺叶和多中心病变,肿瘤分布和形态不对称,可能一侧有巨大肿物而对侧仅有组织学征象,但无一例外地均为双侧病变。散发性者多为单侧肿物。

(3)病灶较小,由于患者健康意识增强,主动筛查时也有隐性发现。散发性者病灶直径多超过 4 厘米。

（4）较少见淋巴转移，远处转移更少见，可能因发现较早之故。

（5）多位于滤泡旁细胞集中处，即腺叶上中三分之一交界处。

（6）常伴有嗜铬细胞瘤或甲状旁腺功能亢进。

甲状腺未分化癌：占甲状腺癌的 1% 左右，常见于 $60\sim70$ 岁的老年患者，男性多见。肿块质硬而不规则、固定、生长迅速，很快弥漫至整个甲状腺，一般在短期内就可浸润气管、肌肉、神经和血管，引起吞咽和呼吸困难。肿瘤局部可有触痛。显微镜下见癌组织主要由分化不良的上皮细胞组成，细胞呈多形性，常见核分裂象。颈部可出现淋巴结肿大，也可有肺转移。未分化癌预后差，放射性碘治疗无效，外照射仅改善局部症状。

不管怎么说，我们要强调甲状腺癌的早发现、早治疗，这样才能及早控制住这个"恶老虎"，以免为虎作伥！

（五）甲状腺癌的破绽有哪些

部分甲状腺癌患者会问："医生，我平常一点感觉也没有，怎么一查出来就是癌呢？"生了癌的人体小蝴蝶真的可以把自己瞒得天衣无缝吗？

细致检查，发现甲状腺癌的"破绽"

甲状腺癌有时候让人难以分辨，但经过细致的检查，还是可以发现甲状腺癌的"破绽"。随着甲状腺癌进一步发展，其"破绽"越来越多，如肿块生长迅速，质地像石头，肿块的表面凹凸不平，用手推动肿块时，肿块不活动。假如甲状腺癌继续发展，就会出现一些压迫周围组织的情况，如压迫气管导致呼吸困难，压迫食管导致吃饭哽噎；甲状腺癌侵犯了主管发音的神经——喉返神经，会导致声音嘶哑；侵犯颈静脉，会出现颈部静脉扩张和面部水肿。

体检发现的甲状腺结节要先判定良恶性

如果是体检中检查出来的甲状腺结节，我们建议首先应到专业的甲状腺疾病医生处就诊，判断结节的良恶性。恶性的结节主要是指甲状腺癌。下面这些必要的检查，在前面已经有所介绍，但这里我们还要再复习一下，提醒大家切不可忽视。

进行体格检查

医生会收集患者的完整病史，并对甲状腺及附近的颈部淋巴结做详细检查。一旦发现局部存在肿大的淋巴结，要引起重视。此外，如果近亲属中有甲状腺癌患者，或肿块快速生长造成气管等邻近器官的压迫，出现呼吸不畅、吞咽困难、声音嘶哑等情况，需要进一步检查以排除恶性可能。

通过 B 超初探结节性质

对于甲状腺这样比较表浅的器官，使用 B 超就能清晰地窥见其全貌。B 超不仅能显示结节的大小、形态、边界和位置，还可提示结节是否有钙化、血流状况如何等。如果发现结节中有微小钙化、纵横比大于 1、边界不清、形态不规则，应做进一步的检查。

核医学检查暴露结节"温度"

在人体中引入少量具有放射性的碘同位素，同位素随着血液循环富集在甲状腺中。通过特殊的医学探测器，就能让甲状腺显像。甲状腺组织中碘的摄入程度不同，就会显示不同的图像颜色。一般情况下，恶性结节较少吸收碘，所以一旦核医学检查发现摄取碘较少的"冷结节"，就要引起警惕。

穿刺病理检查

如通过常规的影像和实验室检查无法判定性质,但高度怀疑为恶性结节,可做穿刺抽取部分细胞行病理检查。

(六)歼灭甲状腺癌的武器有哪些

对甲状腺癌,我们提倡及早治疗,一旦确诊为甲状腺癌,接下来患者面临的问题就是选择哪种治疗方法。目前可用于歼灭甲状腺癌的治疗"武器"并不少,科学选择,可让人体小蝴蝶获得较好疗效。

不同治疗方法针对不同的甲状腺癌

手术切除:这是治疗甲状腺癌最主要的方法。手术治疗的范围和效果与肿瘤的分类密切相关。一般来说,乳头状癌和滤泡状癌的手术效果最好,其次是髓样癌,未分化癌则应"双管齐下"——手术、放疗为主的综合治疗,未分化癌在早期局限性的时候可以手术。

内分泌治疗:适合于乳头状腺癌和滤泡状腺癌,手术治疗后服用左甲状腺素钠,可以减少残余的甲状腺组织受促甲状腺激素(TSH)的刺激。为了防止复发,左甲状腺素钠应终身服用。

碘-131治疗:使用碘-131治疗甲状腺癌的效果和癌细胞摄入碘-131的多少有关。该法主要适合于乳头状和滤泡状癌,而未分化癌失去了甲状腺细胞的构造和功能,摄取碘-131极少,疗效不佳。如果已有远处转移,则需切除全部的甲状腺组织,这样,癌的远处转移灶才能有效摄取碘-131,达到治疗目的。

化学治疗:该法目前尚存有争议,多数学者认为化疗对于治疗甲状腺癌的效果不确定,应视具体情况而定。

靶向治疗和免疫治疗：临床研究表明，具有靶向作用的药物对不能手术或碘-131治疗效果不佳的甲状腺癌患者有作用。

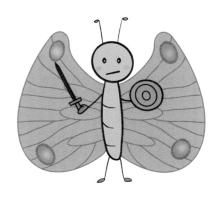

甲状腺癌术后为何要喝碘-131、服左甲状腺素钠呢

目前，国际上公认的甲状腺癌的标准治疗方案是"手术＋碘-131治疗＋左甲状腺素钠抑制治疗"。

碘-131治疗让甲状腺癌自行了断

部分甲状腺癌患者术后需要进行碘-131治疗。甲状腺乳头状癌和滤泡状癌是最常见的类型，都是分化型甲状腺癌，它们与正常的甲状腺滤泡细胞功能相似，也能够吸收碘。癌组织吸收碘-131后，衰变时产生的射线就可以杀死甲状腺癌细胞。因此利用这一特点，用碘-131清除手术后残留的甲状腺组织、发现并杀灭逃匿的癌组织，之后再通过服用甲状腺激素，弥补患者不能产生正常甲状腺激素的不足。

现有的研究表明，碘-131治疗明显降低了分化型甲状腺癌的复发率和死亡率。目前认为，分化型甲状腺癌的碘-131治疗主要适应于复发风险为中高危的患者和发生远处转移（肺、骨、脑等）且具有摄碘能力的患者。

左甲状腺素钠可抑制甲状腺组织增生

甲状腺癌患者术后均需进行 TSH 抑制治疗。在手术切除甲状腺后,甲状腺激素水平明显降低,促甲状腺激素(TSH)的分泌增多。应用甲状腺激素治疗一方面补充了体内缺乏的甲状腺激素,另一方面抑制了垂体 TSH 的分泌,从而对甲状腺组织增生和分化好的癌有抑制作用,对乳头状癌和滤泡状癌有较好的治疗效果。

甲状腺癌术后 TSH 抑制治疗也存在一定的副作用:

① 长期使用超过生理剂量的甲状腺激素,可造成亚临床甲亢。

② TSH 需长期维持在很低水平时,会加重心脏负荷,引发或加重心肌缺血和心律失常,特别是心房颤动。

③ 影响患者体内骨代谢,可能加大绝经后妇女骨质疏松症的发生率,并可能导致骨折风险增加。

因此,要根据患者自身情况,如肿瘤病情、性别、年龄、体重、心脏功能状态及其他合并疾病来制定个体化的适当起始剂量和达到完全替代剂量所需时间。同时加强监测,关注心功能、骨代谢方面指标的变化,避免抑制过度,保证患者得到最大获益,改善患者的生活质量。

值得提醒的是,TSH 抑制治疗使用左甲状腺素钠,一般需要在晨起空腹服用;服用过程中,再根据甲状腺功能复查结果、复发风险分层等调节服药剂量;同时保持好的心情和精神状态,避免过度劳累等。

碘-131 治疗的辐射对人体有威胁吗

不少患者会问:"我是因为甲状腺癌才做的手术,不是应该避免接触辐射吗?那么用碘-131 治疗

音频

会不会致使我的疾病复发?"

碘-131治疗的安全性问题一直备受关注。患者在进行碘-131治疗过程中,各器官或组织射线照射都在辐射许可范围内,但部分照射可能会引起患者的不良反应,如恶心、呕吐、颈部肿痛、口干、一过性味觉减退等,症状多较轻微,必要时给予对症治疗可缓解。

目前尚无证据表明碘-131治疗会对患者的性腺产生远期影响。尚未发现接受碘-131治疗的患者生育的子代存在发育障碍、畸变或其恶性肿瘤发生率有异常变化。对长期存活患者的随访研究显示,接受碘-131治疗后发生其他恶性肿瘤的风险极低,无须进行相关的专项肿瘤筛查。

甲状腺癌术后的患者在接受碘-131治疗的过程中,要认真遵从核医学科医生交代的辐射防护指导,尽量减少不必要的辐射,治疗方法本身是很安全的。

(七)螺蛳壳里做道场,口腔里也能治甲癌

如今甲状腺癌的发病率非常高,对于早期甲状腺癌来说,最好的治疗方法就是将其"赶尽杀绝,永除后患"。由于甲状腺位于头颈部,传统开放的甲状腺癌手术后会留下难以遮掩的疤痕,非常影响美观。当生了癌的人体小蝴蝶遭遇的是年轻主人,会更希望"刀落无痕",既能治愈疾病,又能保住颜值。经口腔镜下甲状腺癌手术顺应患者要求,应运而生。

小口腔大乾坤,优势尽显无遗

甲状腺手术"腔镜化"时代已经到来,经口甲状腺手术在充分保证美容效果的同时又顺应了人体的自然解剖层次,体现了经自然腔道内镜手术(NOTES)的理念。相较于胸前入路,可进

一步缩短手术路径、减少创伤,美容效果也更优越。

因为口腔黏膜的愈合能力极强,一般一周左右手术切口就可愈合,不影响患者进食。术后因体表无伤口,患者无须避水。如果手术时间在夏天,术后完全可以洗澡沐浴,为患者术后生活带来很大便利。

口腔里面做手术,癌肿能切干净吗

除了对于美容的需求之外,临床患者最关心的问题莫过于:"从口腔里做甲状腺癌的手术,癌会不会切不干净?"经口腔镜下甲状腺癌手术和传统的开放手术效果是一致的,只是在手术路径选取上不同而已。而且腔镜手术有放大局部的作用,癌肿可以切除得更加干净,对周围神经的保护也更有利。

在术前医生会对每位患者做手术评估,制订手术方案。与所有手术一样,经口甲状腺手术也有适应证。目前此类手术适宜于有美容需求、40岁以下、牙齿无松动的年轻患者,且以小于2厘米的癌肿为主,以甲状腺微小癌最适宜。同时要求患者无颈外侧的淋巴结转移、不伴有严重的慢性甲状腺炎、头颈部未曾有过照射史、无颈部手术史、术前无口腔溃疡等口腔炎症。

甲状腺癌术后最大的并发症是喉返神经的损伤,患者可发生声哑。那经口甲状腺癌术的并发症发生率会更高吗?

无论是传统手术还是微创手术,都要预防术后并发症。因此,在手术过程中建议大家进行喉返神经监测,它相当于"避雷针",能保护好神经。

术前术后"洗洗嘴",口腔卫生很重要

口腔中本身就会有很多微生物,一不当心很容易致病。因此手术前需要预防性地用抗生素漱口,将细菌彻底洗干净,为手术保驾护航。

术后两周,每日漱口频率也需增加。此时无须使用抗生素漱口,只需要用盐开水或者漱口液漱口即可,但要牢记进食后立即漱口,以保证口腔的卫生。

临床不少患者会问:"手术以后还可以刷牙吗?"完全可以,而且建议用电动牙刷刷牙,这样可以将牙齿刷得更洁净。有些患者担心刷牙会影响伤口,但其实术后切口会很快愈合,刷牙对其没有影响。术后口腔保健最关键的还是:切勿让食物残渣留在口腔里,以免引起感染。

(八)甲癌患者的饮食人生

自从患上甲状腺癌后,人体小蝴蝶的主人在"吃"上就显得特别拘谨了,这也不敢吃,那也不敢吃,吃饭的时候挑挑拣拣,生怕吃错东西导致癌复发。

音频

其实,这种担心没必要,反而可能造成营养不良。甲状腺癌发生的机制比较复杂,之前已经介绍过了,除了遗传、放射性照射因素以外,与高碘饮食确实有一定关系。因此,要强调甲状腺癌的患者不宜食用含碘高的食物,宜食用具有增强免疫力及有抗癌作用的食物。

下列三大类食物推荐适量食用:

第一类,具有增强免疫力作用的食物。如甜杏仁、柿饼、芦笋、薏米、甲鱼、乌龟、核桃、香菇、蘑菇等。

第二类,具有一定抗癌作用的食物。如茯苓、山药、香菇、猴头菇、无花果、慈菇、萝卜、菱、杏、魔芋、海参等。

第三类,具有健脾利水作用的食物。如核桃、黑大豆、山药、荔枝、桑椹、青鱼、虾、鹌鹑蛋、石榴、梅子、薏米、扁豆、魔芋等。

另外，要平衡膳食，各种类型食物都要摄入，不偏不倚，保证机体充足的营养。

 第八节　隐秘的小蝴蝶——异位甲状腺

人体小蝴蝶的小伙伴有时很调皮，爱"躲猫猫"、捉迷藏，在人体的花丛中飞来飞去，藏在意想不到的角落中，不经过详细搜索，有时候还真找不到啊！它们被称为"异位甲状腺"。它们擅离正常岗位，有时候会对身体产生危害。赶紧来找找这些隐秘的小蝴蝶，帮助它们尽早归位，让人体环境也能回归正常，盛开美丽之花。

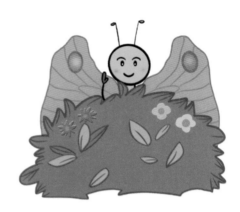

（一）小蝴蝶飞到哪片花丛中了

人体小蝴蝶的正宫所在位置是颈部前方，如果在甲状腺正常位置以外发现甲状腺组织，那就是异位甲状腺。这是一种甲状腺胚胎发育异常的疾病，也可称为副甲状腺、额外甲状腺。

人体小蝴蝶为何会"躲猫猫"

异位甲状腺其实在患者出生前就已经发生了。在胚胎发育过程中,正常情况下甲状腺在胚胎第 4 周时,自前肠底部开始发育,绕道下降至颈前正中,出生时已定位在第 2～4 气管前。当甲状腺在胚胎期出现发育障碍,甲状腺未能顺利下降至上述位置,而定位在其他部位即成为异位甲状腺。

异位也有真真假假

人体小蝴蝶可谓变化多端,即便"躲猫猫"也是花样繁多,有真有假。这是什么意思呢? 医学家把异位甲状腺按照形态,分为三类:真性异位、假性异位和完全异位。

第一类,当异位和正常部位同时存在甲状腺组织,就归为"真性异位";

第二类,异位甲状腺组织是正常甲状腺的延伸,那就是"假性异位";

第三类,仅有异位甲状腺组织,正常部位没有甲状腺组织,即为"完全异位"。

隐秘小蝴蝶最爱躲哪里

要想找到隐秘的小蝴蝶,首先就要了解它最爱躲藏的部位,正所谓知己知彼,百战百胜。

按照异位的部位,可分为四类:

第一类,下降不良:甲状腺组织位于舌、舌下、甲状舌管等部位;

第二类,颈中部异位:甲状腺组织位于喉气管内、气管旁、食管旁;

第三类,颈外侧异位:甲状腺组织位于颈外侧;

第四类,远处异位:甲状腺组织位于纵隔、远处组织内。

异位甲状腺大多在围绕甲状舌管沿线的路径上或在颈外侧,舌根甲状腺是最常见的异位甲状腺,也可见于胸骨后、纵隔内、气管内、下颌下、颈侧、食管、腋部、腭扁桃体、颈动脉分叉、眼虹膜、垂体，且在胸腔和腹内许多器官甚至卵巢、输卵管、肺、胆囊、子宫、阴道等都可能有异位甲状腺组织。

（二）异位甲状腺也可发生甲状腺病变

虽然人体小蝴蝶躲藏到其他部位，但它也是甲状腺组织，具备甲状腺的功能，也可发生甲状腺的病变。

一般来说，异位甲状腺无特殊临床表现，患者基本没有不适症状，多因体检发现颈部肿物，或患者因吞咽时有异物感或气管的压迫症状就诊。

异位甲状腺也可发生腺体肿大等甲状腺病及癌变，如甲亢、甲减、炎症、良恶性肿瘤等病变。病变与其发生部位及大小有关，可表现为局部压迫或阻塞症状，如吞咽、呼吸及发声困难、声嘶、刺激性咳嗽等；压迫胸内大血管导致头面部肿胀、胸闷气短。

最常见的舌根甲状腺可引起局部异物感、吞咽不便、呼吸困难、发音改变、产生鼾症及出血（溃疡形成或碰伤后）等。舌根虽处涉及咽喉的要冲，因其空间相对较大，较小的舌根甲状腺往往毫无症状，多在体检中无意发现。

（三）如何搜索到躲猫猫的小蝴蝶

如何搜索到躲藏起来的隐秘小蝴蝶呢？现在有很多方法，其中核医学检查在诊断异位甲状腺上有重要意义。

结合四种诊断方法，让隐秘小蝴蝶现原形

B 超检查是首选

首先，应对包块及正常位置甲状腺进行 B 超检查，以了解正常位置是否存在甲状腺及正常位置甲状腺是否有结节或恶性肿瘤。

B超能显示包块的大小、形态、血流信号、与周围结构的关系等，但不能诊断该包块为异位甲状腺，因此需配合甲状腺核素扫描或穿刺检查以明确其是否为甲状腺来源。

核医学检查做配合

当B超未发现正常位置甲状腺时，则应配合进行核医学检查，这是诊断异位甲状腺最有价值的方法，对确定异位甲状腺有重要意义。其可显示正常位置甲状腺以及异位甲状腺的位置、形态、大小及功能，并可鉴别迷走甲状腺与额外甲状腺。但它也有缺陷，部分无功能或者功能低下的异位甲状腺以及部分异位于中央区或甲状腺后方较小的异位甲状腺，扫描不显影，容易导致漏诊或误诊。

若甲状腺核素扫描阳性，则异位甲状腺的诊断即可成立。

穿刺细胞学检查来确诊

细针穿刺细胞学检查是确诊的最重要方法。

如果甲状腺核素扫描呈阴性，可以做穿刺检查或术中冰冻病理学检查以明确诊断。

当B超发现正常位置有甲状腺时，可直接对包块行细针穿刺细胞学检查。该检查有助于判断包块的来源及性质。若包块较小或位置较深，则穿刺困难，导致标本量太少而无法做出诊断，在超声引导下细针穿刺活检可提高有效性。如果有条件，还可行穿刺物甲状腺球蛋白（Tg）检测，这将有助于确定其是否为甲状腺来源。

验血了解甲状腺总体情况

异位甲状腺患者合并甲状腺功能减退发病率高达 1/3，因此对于可疑异位甲状腺应常规行甲状腺功能 5 项：TSH、FT_3、FT_4、TGAB、TPOAB 检查，以了解总体甲状腺功能情况，判断是否存在甲亢、甲减、桥本甲状腺炎等。这样仍无法区分是正常位置甲状腺还是异位甲状腺的功能异常，结合核医学检查可提高诊断甲状腺功能异常来源的准确性。

异位甲状腺要不要治

异位甲状腺是否需要治疗呢？这要综合来看，如果压迫到了气管，引起呼吸不畅，那么就建议手术切除；如果引发甲状腺功能减低，那么就要进行甲状腺激素替代治疗；如果没有引发不适，可以暂缓处理。

最后，需要提醒两点：一是异位甲状腺要与舌根、颈侧区、纵隔等位置的包块如舌根部纤维瘤、甲状舌管囊肿、颈部皮样囊肿、颈部血管瘤、颏下淋巴结炎、胸腺瘤、纵隔囊肿等鉴别。二是当怀疑包块为异位甲状腺时应首先仔细检查正常位置甲状腺是否有肿瘤病变，以排除分化型甲状腺癌的转移灶。

 第九节　怒目的小蝴蝶——甲亢突眼

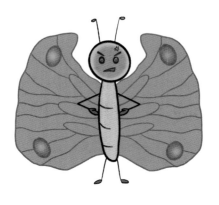

"眼睛瞪得像铜铃，射出闪电般的精明……"这句歌词源于 80 后、90 后耳熟能详的动画片《黑猫警长》的主题歌。黑猫警长火眼金睛，明辨善恶。现实中也有一群人拥有黑猫警长这样的大眼睛，然而他们却为此特别烦恼,人体小蝴蝶可不想让它的主人也有这般大眼睛,因为这双大眼可能源于疾病,被称为"甲亢突眼"。甲亢引发的突眼非但不美观,还会对眼睛造成非常大的伤害,因此一旦发生甲亢突眼,要引起重视。

(一)甲亢突眼严重可致盲

甲亢突眼是 Graves 眼病的俗称,是一类因自身免疫系统紊乱而引起的眼病,有 25％～30％甲亢患者伴有突眼。

在临床上,突眼患者常自述眼睛胀痛、畏光、迎风流泪、视物模糊、视力下降等,眼球突出严重者,还会导致眼睑无法闭合,眼结膜和角膜长期暴露在外,易引发结膜充血、水肿,甚至角膜溃疡,特别严重时还可能致盲。

甲亢突眼是一类严重影响生活质量的疾病,给患者造成极大困扰。

(二)我的突眼程度厉害吗

有部分甲亢突眼患者会问:"我的突眼程度厉害吗?"

从外观来看,轻度患者眼球并没有明显的突出;而中重度及以上的患者,眼睛似金鱼的泡泡眼、青蛙眼。

从患者自身感觉来看,轻度患者视力下降不明显,没有或者偶然有看东西重影的表现,使用润滑型的眼药水后眼睛不舒服的感觉会减轻;而中重度患者会感觉到视力下降,看东西不清楚,且常伴有看东西重影的症状,即便点了眼药水也无法改善眼睛不舒服的症状;更严重的患者,称为视力威胁型,长期看东西重影,并且视力严重下降,眼睛水肿严重,角膜溃疡甚至脱落等[10]。

对于甲亢突眼严重度的评价,还需要至正规医院借助仪器进行检测。可测量两个数据:"眼睑退缩"和"眼球突出度",数值可参考下表。

甲亢突眼严重度检测

程度	眼睑退缩/毫米	眼球突出度/毫米 (中国人的参考范围为18.6毫米)
轻度	<2	18.6~21.6
中重度	≥2	>21.6

甲亢突眼分为活动期和静止期。什么是甲亢突眼活动期?就是指甲亢突眼的病情正在发作及进展。

国际上的四个甲状腺学会(ATA、欧洲甲状腺协会、亚大甲状腺协会、拉丁美洲甲状腺协会)联合提出了判断甲亢突眼活动评分方法,下面就来自测一下吧!

甲亢突眼活动性评分表

表　　现	分值
眼球在未受任何刺激的情况下发生疼痛	1
眼球运动时疼痛	1
眼皮发红	1
眼皮肿胀	1
眼白充血	1
眼白水肿	1
泪阜肿胀(泪阜是眼角靠近鼻根的部位)	1

(表格参考中华医学会核医学分会,《[131]I治疗格雷夫斯甲亢指南(2021版)》绘制)

以上 7 种表现,有 1 种表现就积 1 分。积分达到 3 分,可以认为甲亢突眼处于活动期;积分越多,活动性越高。

(三)治疗后能恢复正常吗

不少甲亢突眼患者会问:"治疗后,突出的眼球能恢复正常吗?"总体来说,目前尚未有成熟的彻底治愈突眼的方法,但是可以运用一些治疗手段缓解突眼的不适症状,尽可能保护患者视力,避免致盲。在治疗眼病的同时要积极控制甲状腺疾病,恢复甲状腺正常功能。

音频

甲亢突眼治疗方法

目前甲亢突眼的治疗包括激素治疗、免疫抑制剂治疗、眼眶局部放射治疗及手术治疗等。中重度甲亢眼病患者建议用大剂量的激素治疗或者其他免疫抑制剂疗法;视力明显下降或者突眼影响到生活质量的患者可以选用眼科手术,如眼眶减压手术、眼肌手术或者眼睑手术。

总之,应积极联合眼科、内分泌科、放疗科、核医学科及甲状腺外科等,为甲亢突眼的患者提供个体化治疗。

突眼患者护眼保健方法

除了治疗之外,突眼患者还要做好眼睛的日常保健。

首先牢记用眼卫生。养成良好的用眼习惯,注意让眼睛多休息,避免在光线条件差的情况下阅读,减少使用电子产品的时间。

其次保护眼角膜和结膜。白天可以戴上褐色或茶色眼镜,这样可以防止强阳光刺激眼睛,同时也可避免灰尘异物接触到眼睛表面。夜晚睡觉时,要注意防止角膜的干燥,避免发生角膜溃疡、感染等,建议佩戴眼罩或者用纱布盖住眼睛。睡觉时宜用高枕头,这样能减轻眼部肿胀。

最后要注意清淡饮食。患者应适度限制水盐的摄入,以避免突眼症状的加重。

(四)碘-131治疗会诱发甲亢突眼吗

甲亢突眼发病时间也令人捉摸不清,极具复杂性。它可以发生在甲状腺功能异常时,也可发生在甲亢治疗过程中,甚至可出现在甲亢治愈之后。

现在碘-131治疗甲亢应用较多,部分患者治疗前会询问:碘-131治疗是否可能诱发突眼?

中华医学会核医学分会发布的《^{131}I治疗格雷夫斯甲亢指南(2021版)》中确实提及碘-131治疗可能诱发或加重甲亢突眼。建议对处于活动期,也就是说病情正在发作的轻度甲亢突眼患者进行碘-131治疗时,辅助给予糖皮质激素治疗,同时密切监测甲状腺功能,及时纠正治疗后的"早发甲减"。"早发甲减"是指碘-131治疗甲亢后1年内出现的甲减,这种甲减很大部分经过调理和治疗可以恢复至正常,少部分可致永久性甲减。

对中度、重度活动性甲亢突眼患者或对视力有影响的活动性甲亢突眼患者,目前不推荐碘-131治疗;但是也有例外的情况,对于那些不能用抗甲状腺药物治疗、手术风险又大的患者,不得不选择碘-131治疗时,可联合糖皮质激素、放疗等进行综合治疗。

第十节 怀孕的小蝴蝶——孕期甲状腺疾病

孕育生命是人类的使命之一,然而当人体小蝴蝶患上疾病,孕期的女主人就可能会遭遇流产、早产、死胎、胎盘早剥等各种问题，分娩时也可能发生甲亢危象；另外，对肚内宝宝的生长发育易产生不良影响。所以，希望人体小蝴蝶能健健康康的，与它的女主人共同守护孕期安全，迎接新生命的到来。

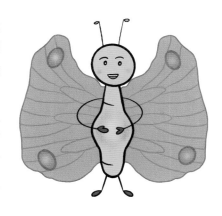

（一）孕期甲亢，药能不能停

年轻甲亢女性患者常伴有更多的烦恼，她们担心体内小蝴蝶一直发怒，会影响自己今后生育。

门诊中也经常遇到两类甲亢孕妇，一类刚怀孕不久，来咨询是否可以将治疗甲亢的药物停了；还有一类正处于怀孕中期，之前病情控制挺好的，各项指标达标后，停用了药物，但近期监测指标有了变化，病情控制不佳，来寻求帮助。

对于甲亢准妈妈来说，孕期如何控制好病情、又不伤害宝宝也是颇为头痛的烦心事儿。幸好中华医学会内分泌学分会和中华医学会围产医学分会于 2019 年发布了《妊娠和产后甲状腺疾病诊治指南（第 2 版）》（以下简称《指南》），对此已经做了较为详细的规范，一起来看看《指南》怎么说。

甲亢未控制，孕妇胎儿很受伤

如果妊娠期甲亢控制不良，对孕妇胎儿都会有伤害。对于孕妇来说，发生流产、妊娠期高血压、甲状腺危象及妊娠妇女充血性心力衰竭的风险会增高；对于胎儿而言，可能会导致胎儿甲亢、宫内生长发育受限、分娩时死亡、出生时体重过低、新生儿一过性中枢性甲减，之后患有癫痫或神经行为异常的疾病、智力低下的风险也有可能增加[11]。

不管怎么说，孕期甲亢，一定要遵医嘱将病情控制住。

孕期甲亢治疗的是是非非

临床上，甲亢准妈妈最担心的莫过于用药对胎儿所造成的不良影响，那么孕期甲亢该如何治疗，能不能停用治疗甲亢的药物呢？

首先我们看看控制甲亢的药物有哪些？治疗甲亢的药物统称为抗甲状腺药物，最常用的是"小甲"和"小丙"。小甲全名"甲巯咪唑"、小丙全名"丙硫氧嘧啶"，它们俩可是患者的好朋友，帮助患者一起对抗甲亢这个敌人！

敲敲小黑板："小丙"是孕早期甲亢优先选择的药物

在平常，医生会根据患者病情，从"小甲"和"小丙"中选择一个来帮助患者控制甲亢病情，但是在孕期治疗甲亢，目前优先推选"小丙"。

这是因为确有报道，"小甲"更易通过胎盘进入胎儿体内，对胎儿造成一定的伤害，虽是无心之过，但很遗憾它不能作为孕期优先选择的药物。相对而言，"小丙"进入胎儿体内相对较少，对胎儿引起的不良影响程度相对较轻，因此在患者怀孕前和怀孕早期，如确实需要用药控制甲亢，建议让"小丙"担负起这个使命，作为优先选择的药物。如果在孕早期之后需要继续抗甲状腺药物治疗，那么孕中晚期是否将"小丙"改换为"小甲"，目前《指南》中没有明确推荐。

停药有条件，不是想停就能停

有部分甲亢准妈妈可以先暂停服用抗甲状腺药物，但是停药有条件，不是想停就能停！停药前需要全方位考虑，比如患者的病史、甲状腺肿大小、治疗的疗程、妊娠前药物使用剂量、最近甲亢化验结果、TRAB 水平（与甲亢相关的自身抗体指标）和其他临床因素等。

选准停药时机

首先，正在服用"小甲"或"小丙"的备孕妇女，如果确认怀孕了，可先暂停服用药物，并且立即检测甲状腺功能和甲状腺自身抗体。根据临床表现和 FT_4 水平再决定是否用药。

不论是服用"小甲"还是"小丙"，在怀孕第 6～10 周时都是最易导致出生缺陷的阶段，所以若能在怀孕 6 周前就将它们停掉，那么宝宝发生先天性缺陷的风险可降至最低。因此，甲亢准妈妈在怀孕早期各项指标达标，经过医生综合评估后认为符合停药条件的，建议在怀孕 5 周末之前就将抗甲状腺药物停用。

定期监测，及时调整

甲亢准妈妈停药后，勿忘定期监测！

① 如果 FT_4 正常或接近正常，可以继续停药，但要记得每 1～2 周做临床评估和 TSH、FT_4 或 TT_4、T_3 检测；

② 如果 FT_4 继续维持正常，那么怀孕中、晚期可以每 2～4 周监测一次甲状腺功能，根据每次评估结果，决定是否继续停药观察。

③ 如果停药后，甲亢症状加重，FT_4 或 TT_4、T_3 升高明显，那么建议继续应用抗甲状腺药物！

最后提醒患有甲亢的育龄期女性，如果计划生宝宝，那么最好在甲状腺功能控制至正常并平稳后怀孕，尽可能减少对孕妇和宝宝产生的不良影响。

（二）孕期甲减危害大，孕前应测甲状腺功能

人体小蝴蝶在孕期起着关键作用，对胎儿发育有着举足轻重的影响。

据了解，我国怀孕妇女甲减的患病率高达 $10\% \sim 15\%$，甲状腺疾病对女性特别是育龄期女性的危害大，不但威胁到她们自身的健康，也会威胁到后代的发育。因此甲状腺的相关医学检查比如血清甲状腺激素（T_3、T_4）等指标测定显得尤为重要。

甲减会对孕妇及胎儿均产生危害

那么究竟甲减会对孕妇及胎儿产生哪些危害呢?

危害一：导致宝宝智力下降

甲减女性生下的婴儿罹患某些疾病的危险会增加，其中大多数是智力和发育上的问题。已有多项研究表明，孕妇患临床甲减、亚临床甲减、低 T_4 血症或 TPOAB 阳性会使流产和妊娠期并发症显著增加，并造成胎儿脑发育障碍，导致后代智商下降 $6 \sim 8$ 分。

目前认为，只有在怀孕前或怀孕早期诊断出甲减，及早治疗，才能避免后代智力受损。但是甲减没有或仅有轻微临床症状，且这些症状易与妊娠反应混淆，不易被诊断，导致治疗率偏低。

危害二：增加孩子出生缺陷机会

甲减可能增加孩子的出生缺陷。患有甲状腺疾病的母亲，无论是甲亢还是甲减，生产的婴儿发生出生缺陷的概率较普通人群更高，婴儿可发生大脑、肾脏、心脏缺陷，以及唇裂、腭裂、多指等。其中甲减母亲生产的婴儿发生出生缺陷的比例更高。

危害三：为女性健康减分

甲减不仅会累及下一代，对育龄期女性本身的健康影响也很大。甲状腺功能减退患者在怀孕期间，如果得不到早期诊断和及时治疗，可能造成流产、早产、胎盘早剥（会威胁母亲和胎儿生命的非常严重的并发症）、围产期胎儿死亡等不良生产事件。

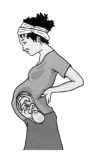

为了宝宝和妈妈的健康，孕前应测甲状腺功能

应对办法：提前检查甲状腺功能

鉴于怀孕期间甲减对母子两代人的健康影响大，建议育龄期女性在准备怀孕或怀孕早期（最好在孕期前 8 周）积极检查甲状腺功能。如果怀孕前发现甲状腺功能减退，应通过治疗使甲状腺功能达标后再孕育下一代；如果在怀孕期间确诊甲减，应尽早进行药物干预治疗，启动时机应当在孕期前 8 周，尽早达标，以保证后代智力发育的正常。

（三）孕期甲减，药该怎么用

由于体内的小蝴蝶之前一直处于低迷状态，胡小姐在等待了很长一段时间后，才怀上了自己的宝宝，喜悦之余，她和先生俩还是忧心忡忡。

原来结婚不久,夫妻俩就打算生一个宝宝,但在孕前体检时,胡小姐发现自己竟然患有甲减。当时医生告诉她,暂时不适合怀孕,需要先进行甲减的规范治疗。之后她就一直按照医嘱,服用左甲状腺素钠进行治疗,并且定期复查。经过一段时间的治疗后,她的甲状腺功能终于恢复正常,促甲状腺激素 TSH 和甲状腺激素水平都控制在正常范围内。为了安全起见,待胡小姐的各项甲状腺功能指标稳定了一段时间后,夫妻俩才将生娃重新提上了日程。然而,困扰夫妻俩的烦心事儿又来了,现在怀孕了,长期服用的甲减药还能用吗? 会对宝宝有影响吗?

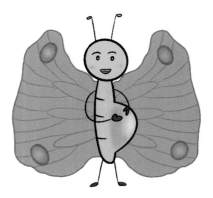

孕期甲减,勿盲目停药

孕期甲减,在医学上称为"妊娠期甲减",它对孕妇和胎儿均有诸多不良影响,比如自然流产、早产、先兆子痫、妊娠高血压、产后出血、低体重儿、死胎、胎儿智力和运动发育受损。从孕期健康、优生优育的角度来看,妊娠期甲减的孕妇不仅不能停药,还有可能需要根据孕期的情况,按医嘱增加一定剂量,以此来维持自身与宝宝对甲状腺激素的需求。如果盲目自行停药,有可能会给自身和宝宝带来更多不良影响。

孕期甲减治疗,并非简单做加法

那孕期甲减该如何治疗呢? 药物剂量与平常有什么区别呢?

中华医学会内分泌学分会于 2017 年制定了《成人甲状腺功

能减退症诊治指南》，又于 2019 年和中华医学会围产医学分会共同制定了《妊娠和产后甲状腺疾病诊治指南（第 2 版）》，两个指南对于妊娠期甲减如何调整用药都有所推荐，综合两者，建议如下。

吃什么药物？选择明确

推荐妊娠期临床甲减、亚临床甲减的患者选择左甲状腺素钠治疗。

吃多少药量，如何选择？

① 对于已经患有甲减或者是亚临床甲减的育龄女性计划妊娠，正在服用左甲状腺素钠进行治疗的，需要调整左甲状腺素钠的剂量，一般建议使 TSH 控制在正常参考范围下限 2.5 mIU/L 再妊娠。

② 既往已经患有甲减的女性一旦疑似或确诊妊娠后，左甲状腺素钠剂量一般需要增加 20%～30%；并且检测甲状腺功能和自身抗体（甲状腺过氧化物酶抗体）；根据 TSH 治疗目标及时调整左甲状腺素钠剂量：孕早期 TSH 控制在 0.1～2.5 mIU/L，孕中期 TSH 控制在 0.2～3.0 mIU/L，孕晚期 TSH 控制在 0.3～3.0 mIU/L。

例如，一位甲减女性平常每天服用 1 片左甲状腺素钠（50 微克/片），即服用左甲状腺素钠的量为 50 微克/天。有一天发现怀孕了，那么根据指南的要求，她当天服用左甲状腺素钠的量需要立即增加 20%～30%（即增加至 60～65 微克/天），也就是说每天服用左甲状腺素钠的量应调整为 1.25 片左右。之后要定期监测 TSH 水平，根据治疗目标，在医生指导下及时调整药物剂量。

③ 在怀孕后才确诊的临床甲减，左甲状腺素钠替代剂量高

于未怀孕的女性,为每天每千克体重 2.0～2.4 微克。患者确诊后服用左甲状腺素钠的起始剂量为 50～100 微克/天,根据患者耐受程度尽快达到治疗剂量。

例如,一位体重 50 千克的孕妇,孕检时发现患有甲减,病情尚处于较轻状况,那么根据指南,可以先从每天服用左甲状腺素钠(50 微克/片)1 片开始治疗,同时定期监测 TSH 水平及甲状腺激素水平。若无法达标,则根据指南增加左甲状腺素钠的剂量,患者完全替代剂量可以达到 100～120 微克/天,也就是说患者服用左甲状腺素钠的量可以达到约 2.5 片。

④ 在怀孕后才确诊临床甲减且病情严重的患者,在开始治疗的数天内就要给予 2 倍的替代剂量,使甲状腺外的 T_4 池尽快恢复正常。

例如,一位体重 50 千克的女性怀孕后确诊患有甲减,而且病情还非常严重,那么根据指南,其服用左甲状腺素钠(50 微克/片)的量,在治疗初期的几天内可给予每天 200～240 微克。

第十一节 小蝴蝶的"损友"——甲状旁腺病

四个"甲状旁腺"是人体小蝴蝶的"近友",平常睦邻友好,发挥各自不同的能力,为主人们维护身体健康。但是甲状旁腺也可能发生疾病,有些表现症状与其他器官疾病症状相似,迷惑了主人,甚至会把人体小蝴蝶当成罪魁祸首,让它蒙受不白之冤,需要提醒大家,切不要忽视这些迷惑众人的"小蝴蝶损友"。

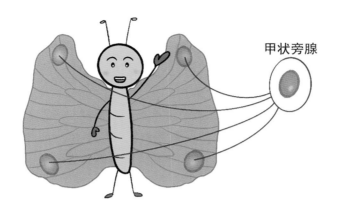

甲状旁腺

（一）不容小觑的甲状旁腺

甲状旁腺是甲状腺的"近友"，它似乎像甲状腺的附属品，只是在说到甲状腺的时候偶尔被提及，但这是大家对它的误解。甲状旁腺虽与甲状腺仅一字之差，但它俩的作用大相径庭，甲状旁腺独自承担了生命的重任，可不容小觑。

甲状旁腺作用可不小

甲状旁腺分泌的甲状旁腺素，其主要作用是调节人体血钙和磷的含量。如果缺少了甲状旁腺素，血钙含量会急骤下降，可导致肌肉强烈痉挛甚至引发死亡。

甲状旁腺素调节钙和磷的代谢。它的分泌主要受血钙和血磷水平的调节。血钙减少或血磷升高时会刺激甲状旁分泌甲状旁腺素，之后作用于骨细胞和破骨细胞，促使吸收骨中的钙，将它释放入血。血钙增多时会抑制甲状旁腺素的分泌。甲状旁腺素也可促使肾排出磷，使血磷下降。它还能促进胃肠道吸收钙。

甲状旁腺功能亢进时,为了补充血里的钙水平,骨的钙盐被过分吸收,而致骨质疏松;同时并致钙盐沉积于别的器官。甲状旁腺功能减退时,血磷增多而钙减少,骨质变得致密和过分钙化。

留心甲状旁腺的报警信号

甲状旁腺功能亢进多数通过检查血钙发现。患者主观感觉主要有骨骼疼痛,而疼痛的发病部位主要位于腰背部、髋部、肋骨与四肢,局部有压痛。另外,甲状旁腺功能亢进引起钙盐代谢异常,会影响人体的代谢器官——泌尿系统。相关症状有多尿、夜尿、口渴、肾结石与肾实质钙化,反复发作的肾绞痛与血尿,尿路结石、肾钙质沉着症等,可进一步诱发尿路感染甚至损伤肾功能。因此,发现血钙升高或骨痛相关症状时,应引起重视,及时就诊。

(二)甲状旁腺也会发生功能亢进

甲状旁腺也会发生功能亢进,称为甲状旁腺功能亢进,简称甲旁亢。同为亢进,甲旁亢带来的症状表现及身体伤害与甲亢很不同。

甲状旁腺为何会发生功能亢进

甲状旁腺病变可分为两个大类:实性病变与囊性病变。甲状旁腺实性病变包括甲状旁腺增生、腺瘤及腺癌三种类型。三者虽然病理组织学形态和分子遗传学特征有区别,但均可自主性分泌过多的甲状旁腺素,从而引起以高钙血症、肾结石和骨骼病变为主要临床表现的甲状旁腺功能亢进症。

甲状旁腺增生常累及 4 个腺体,质地柔软、无包膜、临床无法触及,而腺瘤及腺癌常以单发为主,且多见于下对甲状旁腺,2

个以上甲状旁腺受累者少见。腺瘤瘤体一般在 4 厘米以下，临床不易触及；腺癌瘤体相对较大，有些患者可触及颈部肿物。

有些表现可提示甲旁亢

大多数患者虽有轻度高血钙但并没有症状，常常被意外发现。但也有部分患者有高钙血症相关症状，值得留心。

高钙血症可表现出疲劳、乏力、头痛、抑郁等；严重高钙血症，即血钙水平在 3.75 毫摩尔/升以上者，可有如下症状：①神经系统症状如嗜睡、木僵、昏迷、情绪改变、精神异常；②胃肠道症状如厌食、恶心、便秘、消化道溃疡；③泌尿系统症状如多尿、结石；④肌肉骨骼症状如关节痛、肌痛、无力、腰背痛、髋部痛、四肢骨痛等，可伴有压痛和行走困难。后期可出现骨骼畸形和病理性骨折、高血压表现等。确诊前常易误诊为其他科疾病而辗转多个科室。

手术或消融是甲旁亢的唯一有效治疗方法

目前甲旁亢尚无统一的内科治疗方法，内科治疗主要适用于有手术禁忌或拒绝手术者，或作为术前准备。内科治疗主要有三方面内容，即针对严重的高钙血症、对抗甲状旁腺素分泌和轻度或无症状性甲旁亢的治疗与随访。

手术是治疗甲状旁腺功能亢进症最有效的方法。术前对病变的准确定位不仅可缩短术中寻找病灶的时间，而且也可避免因术中漏诊而进行再次手术。近年来，创伤更小的消融治疗甲状旁腺功能亢进症取得了较好的效果。

（三）甲状旁腺也会发生功能减退

甲状旁腺功能减退症简称甲旁减，是指甲状旁腺激素分泌过少或效应不足而引起的一组临床综合征。其临床特征有低钙血症、高磷血症和由此引起的神经肌肉兴奋性增高，及软组织异位钙化等，同时甲状旁腺激素水平低于正常或处于与血钙水平不相应的"正常"范围。

甲状旁腺功能减退症通常需长期使用激素进行治疗，起病隐匿，病情轻的患者早期可以没有任何特异症状，典型患者可有畏寒、嗜睡、记忆力减退、面色苍白等症状和体征。

是什么引发了甲旁减

手术因素是主因

甲状腺手术是最常见的导致甲状旁腺功能减退的病因。甲状腺手术、甲状旁腺手术或治疗头颈癌的颈部根治性手术，均可造成甲状旁腺功能减退，其可能为一过性，在数日、数周或数月内恢复，也可能为永久性，还有可能为间歇性。一过性甲状旁腺功能减退可由手术切除甲状旁腺或影响其血供所致，而间歇性甲状旁腺功能减退则由甲状旁腺储备下降所致。

自身免疫因素是第二大病因

自身免疫性因素是甲状旁腺功能减退的第二大病因，免疫介导的甲状旁腺破坏通常会引起永久性甲状旁腺功能减退。永久性甲状旁腺功能减退是自身免疫性多内分泌腺病、假丝酵母菌病、外胚层营养不良综合征的一部分，该综合征又称Ⅰ型自身免疫性多发内分泌腺病综合征，是自身免疫调节因子基因突变的结果。

遗传因素很无奈

婴儿和儿童可能出现甲状旁腺发育异常相关缺陷引起的遗传缺陷疾病，包括单纯性甲状旁腺功能减退、甲状旁腺功能减退合并先天性多系统异常、甲状旁腺功能减退合并先天性代谢异常，以及甲状旁腺抵抗综合征。基因缺陷可以为常染色体显性或隐性遗传及 X 连锁隐性遗传,而线粒体 DNA 突变和缺失极为罕见。

其他因素凑热闹

甲状旁腺破坏所致甲状旁腺功能减退,其病因包括甲状旁腺放疗和甲状旁腺储积性、浸润性疾病,例如血色病、肝豆状核变性、肉芽肿或转移性癌。这些都非常少见。

甲旁减症状五花八门

患者可表现疲乏、四肢及口周麻木、神经肌肉兴奋性增高,出现肌肉痉挛,表现为手足搐搦、喉痉挛和哮鸣以及支气管痉挛和哮喘;可出现皮肤干燥、浮肿且粗糙,以及具有特征性横沟的脆甲症;可引起白内障及角结膜炎,出现视物模糊、结膜充血等;也可有长期便秘、发作性腹部绞痛;还可有充血性心力衰竭、胸闷、胸痛、呼吸困难、心律失常;当低钙血症出现在发育早期时,可引起牙齿异常,包括牙齿发育不良、牙萌出失败、牙釉质及牙根形成缺陷、龋齿磨损等。

如何应对甲旁减

暂时性甲旁减可不必治疗,或予以积极的补钙。永久性甲旁减者应长期口服维生素 D 和钙剂来治疗,使血钙维持在接近正常的水平。这是目前最常用的、相对有效的治疗手段。

如患者发生急症,即低钙抽搐,此时需紧急处理,保持患者呼吸道通畅,必要时给予吸氧,紧急情况下静脉补钙、口服或肌注维生素 D,如果抽搐严重且频繁,可以辅助使用镇静剂等。如果低钙血症难以纠正,应注意镁缺乏。

(四)如何让甲状旁腺病变"水落石出"

甲状旁腺增生、腺瘤及腺癌在影像学定位及定性诊断中具有很多重叠区域，很难通过影像学检查完全鉴别开，尤其是较小的甲状旁腺腺瘤与增生、较大的腺瘤与腺癌的鉴别。在超声、CT、MRI 和核医学等影像学检查中，各种检查都有各自优势，如超声可以发现正常位置中较小的甲状旁腺病变，尤其是增生；CT 和 MRI 可以发现异位的甲状旁腺，并对是否存在甲状旁腺功能亢进引起的棕色瘤进行评估；核医学则可通过^{99m}Tc－MIBI是否浓聚来判断瘤体的位置，尤其适合诊断较大的瘤体及异位的瘤体。各种检查方式联合，可以对甲状旁腺功能亢进患者瘤体位置进行准确判断，甚至进一步定性诊断。

核医学发现甲状旁腺病变有绝招

核医学甲状旁腺显像普遍使用的检查方法为"^{99m}Tc－MIBI双时相法"。功能亢进或增生的甲状旁腺组织细胞内线粒体非常丰富，因此^{99m}Tc－MIBI 可用于甲状旁腺显像。^{99m}Tc－MIBI可以被功能亢进的甲状旁腺组织摄取，同时也被甲状腺组织摄取，但其从甲状腺清除速率要快于甲状旁腺。进行^{99m}Tc－MIBI双时相延迟显像（2 h）时，功能亢进的甲状旁腺组织能在已经消退的甲状腺背景中凸显出来。典型的功能亢进甲状旁腺组织在甲状旁腺显像上应表现为位于甲状旁腺区的放射性摄取增高灶，早期即可显影，延迟期相对于甲状腺本底更明显。^{99m}Tc－MIBI 在正常组织和甲状旁腺功能亢进组织中的代谢速率不同：多数情况下正常组织中清除较快；功能亢进组织中清除较慢。^{99m}Tc－MIBI双时相延迟显像时，正常甲状腺组织影像消退，功能亢进的甲状旁腺显影清晰，我们给这种现象起了一个有趣的名字——"水落石出"。结合 SPECT 断层，能够更灵敏地发现甲状旁腺腺瘤和癌，据报道最小可监测 0.5 厘米的甲状旁腺腺瘤。在甲状旁腺腺瘤、增生及腺癌三种病理类型中，甲状旁腺显像对腺瘤型的诊断价值最大，灵敏度和特异度可超过超声和 X-CT，对于增生型诊断的灵敏度较低。

功能正常的甲状旁腺不显影，双时相法显像仅见甲状腺显影，颈部无异常浓聚灶；甲状旁腺腺癌、腺瘤、增生等原因引起甲状旁腺功能亢进时可见病变处显像剂分布异常浓聚。

结合其他检查综合分析

在临床上，绝大部分原发性甲状旁腺功能亢进患者由甲状旁腺腺瘤引起，少数由甲状旁腺增生和甲状旁腺癌引起。继发性和三发性甲状旁腺功能亢进较少见，单发或多发，影像学表现与原发性甲状旁腺增生或腺瘤相似，但均具有明确的慢性临床病史，如慢性肾衰竭、软骨症。甲状旁腺显像诊断的阳性率取决于瘤体大小，大于 1.5 克者阳性率可达 100%，并可诊断异位甲状旁腺瘤，特别是位于纵隔的甲状旁腺瘤；但较小的腺瘤及增生的阳性率较低，容易漏诊，此时需要结合血 PTH、血钙和影像学检查。甲状旁腺腺瘤多为单发，继发性甲状旁腺功能亢进通常是四个腺体均增大而显影。

约有 1% 的原发性甲状旁腺功能亢进症可由甲状旁腺癌引起，与甲状旁腺腺瘤、甲状旁腺增生一样，甲状旁腺癌也会引起显像剂的浓聚，因此从核素显像上不能进行鉴别，此时需要结合瘤体的大小、瘤体是否存在侵犯等征象进行综合分析。

第四章

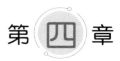

人体小蝴蝶的衣食往行

　　俗话说"三分治七分养",当我生病的时候,需要及时请医生帮助我,规范诊疗。同时生活保健也极为重要,有利于我尽早恢复健康。有一件事儿,我要拜托我的主人,请及时改变一些不适宜的生活习惯。主人有些饮食习惯、生活爱好,可能会诱发我生病,或者"火上浇油"加重我的病情。在我生病之时,除了需配合医生积极治疗之外,也需要主人建立起良好的生活方式,这样才能助我重新充满能量,振翅高飞!

——人体小蝴蝶的自白

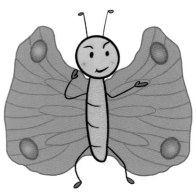

第一节　碘盐的是是非非

在超市购买食盐时，很多人会在调味料售卖柜前滞留很久！既要挑挑食盐的"卖相"、生产的厂家，还要审视一下是加碘盐还是无碘盐。家人已经患有甲状腺疾病的阿姨叔叔们，更是考虑良久，他们一会儿嘟囔："我家老伴体检时查出了甲状腺结节。"一会儿又叹气："家里的孩子患上了甲亢。"总是踌躇犹豫到底买加碘盐好还是无碘盐好。实在搞不明白，索性加碘盐、无碘盐各来一包。

食盐加碘是我国为预防碘缺乏病实施的重大干预措施。然而几年前在民间盛传近年来我国甲状腺疾病发病率攀升与全民食用加碘盐有关，对"加碘盐"的蜚短流长，使碘盐似乎从"功臣"瞬间变成了"罪人"。碘盐的是是非非，有定论吗？我们来和你说一说。

（一）碘盐为何站上了历史舞台

你知道吗？5月15日是"防治碘缺乏病日"。之所以会有这样一个卫生健康日，因为我国曾经是世界上碘缺乏病分布广泛、病情较严重的国家之一。由于我国所处的自然环境中碘缺乏，以致我国人民无法摄入足够的碘，而引发了一系列疾病。年纪稍大的一辈人恐怕无法忘记"大脖子病"，此病在20世纪非常多见，正是碘缺乏引起的甲状腺肿。

碘缺乏的危害俯拾皆是，威胁着人类的每个年龄阶段。在胎儿期缺碘可造成胎儿流产、死产、先天畸形等；在新生儿期缺碘可引发地方性克汀病，其影响包括智力落后、聋哑、痉挛性瘫痪、斜视、甲状腺功能减退、身材矮小、死亡率增加；在儿童和青少年期缺碘，会使患儿精神功能受损、体格发育迟缓；在成人期缺碘，既会影响到精神功能，也可能会造成缺碘性甲状腺功能亢进。

　　1991 年我国政府在联合国《儿童生存、保护和发展世界宣言》上郑重签字，做出了中国到 2000 年消除碘缺乏病的承诺。1993 年国务院通过了《中国 2000 年消除碘缺乏病规划纲要》，采取了以普遍食盐加碘为主的防治策略，随后又颁布了《食盐加碘消除碘缺乏危害管理条例》和《食盐专营办法》等法规，直至 1995 年我国开始实施全民食盐加碘政策。碘盐就是这样站在了历史舞台之上，成为兑现承诺、力挽狂澜的重要角色。

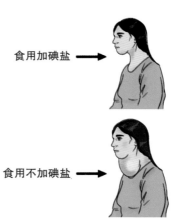

食用加碘盐 ➡

食用不加碘盐 ➡

碘缺乏的危害之一——甲状腺肿

（二）科学补碘 12 字方针，保证有效与安全

　　很多人也有疑问：人为地在食盐里面加碘，会不会引发其他的健康风险？违背自然规律的事情，的确必须极度谨慎。食盐

加碘政策实施早期,全国曾经出现过"一过性"的碘过量问题,各地内分泌科专家纷纷关注到甲状腺疾病有所增加。这真的与加碘盐有关吗?

为了科学严谨地对待这一问题,中国医科大学附属第一医院的滕卫平和单忠艳团队最早开始进行甲状腺和碘营养关系的研究,研究成果也获得了国际学术界的认可。碘过量确实会引起多种甲状腺疾病,比如甲减、甲亢、自身免疫性甲状腺疾病、慢性甲状腺炎等,甚至还会影响智力发育和脂代谢。在内分泌专家的指导下,我国于 2002 年和 2011 年两次及时调整了食盐加碘含量,目前实施了新的《食用盐碘含量》国家标准。1996 年我国食盐加碘剂量≥50 毫克/千克,2002 年则下调至 35 ± 15 毫克/千克,到了 2012 年食盐加碘剂量下调至 20~30 毫克/千克动态范围,并允许各省根据情况进行幅度为 30% 以内的自行调整。且在 2012 年之后,市面上也已经允许无碘食盐进行流通。两次调整既有循证医学的依据,又充分体现了国家对食盐加碘含量有效性和安全性的重视程度。从"全国一刀切"的全民食盐加碘,逐渐调整为"因地制宜、分类指导、科学补碘"的 12 字方针,在这个方针的指导下,我国食盐加碘计划也变得更加完善和灵活。

2020 年滕卫平和单忠艳教授团队在国际甲状腺权威期刊 *Thyroid* 发表论著《长期全民食盐加碘的有效性和安全性——中国大陆 31 省流行病学证据》。这次流调是我国乃至国际上最大的一次碘营养与甲状腺疾病的调查。研究表明,目前我国居民的碘营养情况正处于充足状态,这种状态主要是食盐加碘的功劳,也意味着食盐加碘应继续进行下去。

（三）掌握选盐三原则，"加不加碘"不纠结

食用碘盐，又该如何避免碘过量呢？碘过量是指尿碘（UIC）大于 300 微克/升。滕卫平教授课题组的多次流行病学调查也证实：尿碘（UIC）在 100～299 微克/升的碘摄入量是安全适宜范围。这

音频

个剂量范围既可以防治碘缺乏病，也可以避免碘过量的危害。其实，低碘所带来的危害远远大于高碘带来的危害，我国经过调整食盐加碘浓度，加上为了预防心血管疾病提倡减盐减钠饮食，以成人每天摄入碘盐控制在 5 克以内来看，真正能够达到"碘过量"的人群很少，只要尿碘不高，就不该停用加碘食盐。

在我们日常生活中，无法通过每天进食的食物和碘盐来计算碘的摄入量，那么在选择食盐的时候，我们应该以何种标准来选择呢？基于我国目前处于碘营养充足的情况下，教给大家几个简单的原则：

原则一，无甲状腺疾病的人，选择加碘盐；

原则二，已经患有甲状腺疾病，就要遵从医嘱；

原则三，计划妊娠或已经妊娠，要增加碘摄入量，选择加碘盐。

（四）吃碘盐无助于预防核辐射

2011 年由于受到地震影响，日本福岛核电站发生了核泄漏事件。碘-131 是该次核泄漏事件中在核电站周围检测到的放射性物质之一，它是碘的放射性同位素，被人体吸入后可能引发甲状腺疾病甚至癌症。对此，日本政府的对策是向核泄漏周边区域的居民分发碘片。当时我国作为毗邻之国，国内居民对碘

片也趋之若鹜,同时掀起了碘盐的抢购风潮,部分地方的碘盐甚至被抢购一空。其实当时在国内完全不需要吃碘片、穿防辐射衣物,更没有必要抢购、囤积碘盐。

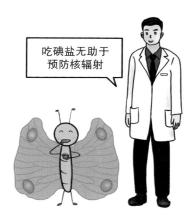

补碘要有两个前提

在核反应堆发生严重事故后,大量的放射性物质会释放到大气中,其中放射性碘占了很大份额。细胞遭受这些放射性物质辐射后,发生病变的可能性会提高,最大的风险是发展成癌症。放射性碘主要通过四种途径对人群产生影响,即吸入被污染的空气、食用被污染的食品和水、皮肤吸收沉积以及直接受到放射性碘的照射。

碘有个习惯,进入人体后大部分会"跑到"甲状腺里,放射性碘在甲状腺沉积时,会发出射程很短的射线,仅仅能影响到甲状腺。服用碘片,就是在放射性碘没有进入人体的时候,先"抢占位置",占领甲状腺,没有"剩余空间",放射性的碘就无从进入甲状腺。因此,服用碘片确实可以预防碘-131对甲状腺的危害。

不过,就当时国内情况而言,没有服用碘片的必要。补碘有两个前提，一是核泄漏的放射性物质必须是碘-131，二是明确有核电站泄漏的碘-131进入国内或者我们的食物链。在这两个前提确定之下，可以科学补碘。而在当时并没有明确证据显示有碘-131进入我国境内的情况下，不用专门补碘。随意服用反而可能导致碘超标，造成甲状腺肿大等疾病。尤其是孕妇，过量摄入碘会对胎儿造成不利的影响。

服用碘盐没有预防效果

碘盐中虽然也含有碘，但其含量和碘片相去甚远，一片碘化钾中含碘100毫克，而1千克碘盐中的碘含量也不过20～30毫克。也就是说，要食用4千克左右的碘盐，才抵得上一片碘片。如果真这么吃的话，只怕即使吃出高血压，也达不到预防碘-131放射性伤害的效果。况且碘-131的半衰期只有8天，过了8天就消失了一半，在短期内从日本流溢出的碘-131就会完全消失。

所以，我们极不赞成通过吃碘盐去预防核辐射。

第二节　患了甲状腺疾病，还能吃海鲜吗

小蝴蝶的主人可喜欢吃海鲜呢！一到夏天，主人便会约上两三个朋友尽享海鲜烧烤的美味，隔三岔五就饕餮一顿。可不巧的是，主人的一个朋友在体检时查出了桥本甲状腺炎，被医生告知以后要尽量避免食用富碘的食物。听说海鲜的含碘量挺高的，主人的朋友可沮丧了，看来以后再也不能感受海鲜带来的快乐了！

很多人在查出甲状腺疾病时都会问医生："医生啊！我这个病是不是吃出来的呀？我是不是以后海鲜都不能吃了啊？"其实这并不是可以"以偏概全"的问题，应根据不同的甲状腺疾病、不

同的海鲜含碘量来回答。

（一）都是贪嘴惹的祸吗

不少初次发现甲状腺疾病的患者都会质疑自己的病与饮食有关系，认为是"吃"出来的健康问题。然而，引起甲状腺疾病的因素其实非常之多，不能一概而论。

比如说甲减，其有可能是因为缺碘所导致的，在食物结构中缺少含碘食物的人可能会患上缺碘性甲减。甲减的诱因非常多，除缺碘外，还包括遗传因素、自身免疫因素、放射性因素、环境因素、药物因素等。再比如说甲状腺腺瘤，有部分见于一些家族性肿瘤综合征中，还有幼年时期头、颈、胸部曾经进行过 X 射线照射治疗的人群，甲状腺腺瘤的发病率明显增高。

所以对于"甲状腺疾病都是吃出来的吗"这个问题，我们首先要给予否定的答案。

（二）生病的小·蝴蝶对碘需求各不同

碘是合成甲状腺激素的原动力，海鲜中的"碘含量"就是甲状腺与海鲜之间产生"化学反应"的重要因素。根据中华医学会地方病学分会、中国营养学会和中华医学会内分泌学分会 2018 年编写的《中国居民补碘指南》，正常的成年人从膳食中获取的碘推荐摄入量为 120 微克/天，可耐受最高摄入量为 600 微克/天；孕妇和哺乳期女性由于处于特殊生理阶段，推荐摄入量高于一般人群，孕妇的推荐摄入量为 230 微克/天，哺乳期女性的推荐摄入量为 240 微克/天，可耐受最高摄入量也都为 600 微克/天[12]。

市场上销售的一人份小包装的紫菜，每袋含有 5 克紫菜，根据 100 克紫菜(干)含 4 323 微克碘计算,这包紫菜即含有约 216 微克的碘,虽然在烹饪或者泡制过程中可能会有一定量碘的流失,但对于正常成年人来说,已经基本满足了一天的碘摄入量。由于其含碘量已超过每天的推荐量,不建议天天食用。

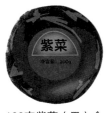

100克紫菜(干)含   5克紫菜(干)含
4 323微克碘   216微克碘

紫菜(干)含碘量

不同的甲状腺疾病患者对碘的需求量不同。有些甲状腺疾病患者如果摄入过多的碘,会对疾病产生不利影响;但有些甲状腺疾病则需要摄入一定量的碘。

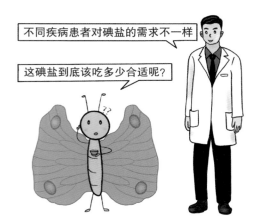

不同疾病患者对碘盐的需求不一样

这碘盐到底该吃多少合适呢?

不同甲状腺疾病患者对含碘食物的需求

甲亢患者、结节性甲状腺肿伴甲亢患者：不要食用碘盐，不要食用富碘食物。

视频

桥本甲状腺炎患者：少吃富碘食物。

甲状腺结节患者：适碘饮食。

甲状腺结节有自主功能而导致了甲亢的患者：限碘饮食。

碘缺乏地区甲减患者：食用加碘盐、正常饮食。

甲状腺部分切除术后甲减患者：可以食用加碘盐、正常饮食。

甲状腺全切术后甲减患者、碘-131治疗后甲状腺遭完全破坏所致的甲减患者：需接受甲状腺激素替代治疗，无须强调食物摄碘干预。

孕妇对含碘食物的需求

合并桥本甲状腺炎的孕妇：可以食用碘盐，正常饮食，不要过多地吃富碘食物。

妊娠前诊断为甲亢、并低碘饮食的女性：建议在拟妊娠前3个月开始食用加碘盐，少吃富碘食物。

妊娠期诊断为甲亢的孕妇：可以食用碘盐，少吃富碘食物。

（三）海鲜中的点"碘"滴滴

对于一些甲状腺疾病，我们要强调的是不要食用富碘食物，而并非只是单纯指向海鲜。海鲜中的富碘食物相对较多，如果确实是需要限制碘摄入的甲状腺疾病患者，可以先对照下面的表格，来了解一下海鲜中的含碘量。

食物含碘表

类别	名称	含碘量 /(微克/100 克)
藻类	海带（干）	36 240
	海草	15 982
	紫菜（干）	4 323
	螺旋藻	3 830
	海带（深海、冷鲜）	2 950
贝类	赤贝	162
	鲍鱼（鲜）	102
	贻贝（淡菜）	91.4
	牡蛎	66
	蛏子	65.4
	扇贝	48.5
	河蚬	43.1
	蛤蜊	39.3
	花螺	37.9
虾类	虾米（小对虾、干）	983
	海米（干）	394
	虾皮	373
	濑尿虾	36.1
	基围虾	16.1
蟹类	花蟹（母）	45.4
	梭子蟹	33.2
	河蟹（公）	27.8

续 表

类别	名称	含碘量/(微克/100 克)
鱼类	带鱼	40.8
	鳕鱼	36.9
	多宝鱼	33.4
	沙丁鱼	28.5
	小黄鱼	15.6
	大黄鱼(养殖)	14.9
	墨鱼	13.9
	鱿鱼	12.3
	海鳗	11.3
	银鲳鱼	10.9
	鲫鱼	10.1
	罗非鱼	9.1
	海鲈鱼	7.9
	鲳鱼	7.7
	白鲢鱼	6.7
	胖头鱼	6.6
	青鱼	6.5
	草鱼	6.4
	鲤鱼	4.7

来源:《中国居民补碘指南》(编/中华医学会地方病学分会、中国营养学会、中华医学会内分泌学分会)(2018 年发表)

（四）"海鲜控"饮食指南

从上述表格中可以看到富碘食物,属海藻类当仁不让。如以每 100 克量为计算单位,那么干海带含有 36 240 微克碘、裙带菜含有 15 982 微克碘、紫菜含有 4 323 微克碘、螺旋藻含有 3 830 微克碘、冷鲜海带含有 2 950 微克碘。

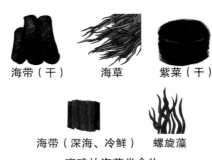

海带（干）　　海草　　紫菜（干）

海带（深海、冷鲜）　螺旋藻
富碘的海藻类食物

鱼虾蟹贝类中,也有一些含碘量较高的食物,如以每 100 克计,干的虾米含有 983 微克碘、干海米含有 394 微克碘、虾皮含有 373 微克碘、淡菜含有 91.4 微克碘、赤贝含有 162 微克碘、鲜鲍鱼含有 102 微克碘。

在谷类及制品中,除了强力碘面含碘量为 276.5 微克之外,其他都不高。蔬菜类及制品、禽肉类、菌类、水果类、坚果类食物的含碘量都较低。

对于某些不适宜食用富碘食物的患者,在选择食物的时候要避免食用藻类以及几种含碘量较高的鱼虾蟹贝类,除此之外的海鲜还是可以食用的。另外,还要提醒大家,尤其是"海鲜控"人群,无论是否患有甲状腺疾病,食用海鲜都应适量,避免因过

呵护你的甲状腺——变幻莫测的人体小蝴蝶

量摄入给身体带来健康损害。

 ## 第三节　小蝴蝶钟爱"硒"世珍宝

有一种微量元素"硒",大部分人可能还不了解它,但是它对甲状腺疾病的治疗康复发挥了重要的作用,人体小蝴蝶可是非常钟爱这份"硒"世珍宝。

（一）"硒"世珍宝为何物

硒,是人体所必需的一种微量元素,能够清除自由基、增强免疫力、调节人体代谢、对抗有毒物质和促进生殖等。而甲状腺是人体含硒最高的组织,特别是甲状腺滤泡上皮细胞,它拥有众多功能性含硒基半胱氨酸的酶。人体甲状腺激素的合成和发挥作用都有劳硒,硒还可以维持甲状腺内细胞膜的完整性,它和碘都很重要。碘的重要性更高,没有碘不可以合成甲状腺激素;没有硒,甲状腺激素照样合成,但激素合成速率和结构会发生一些改变,这样对它的作用就会有影响。

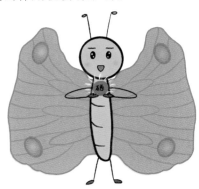

（二）珍宝可以拯救甲状腺吗

根据目前学术界的研究,硒和甲状腺疾病的发生密切相关,特别是自身免疫性的甲状腺疾病。如果缺硒的话,不论是孕妇还是普通人,甲状腺自身免疫性疾病的发病率可能都会增高。

对以乏力易疲劳为主要表现的桥本甲状腺炎患者,我们的治疗目标是将血清甲状腺功能(TSH、FT_3、FT_4)控制在正常范围内、甲状腺自身抗体(TPOAB、TGAB)不持续升高。在门诊时经常发现,很多桥本患者血清甲状腺功能控制得很好,但是甲状腺自身抗体偏高,甚至经常有检测结果"爆表"的现象。抗体的高水平一般说明甲状腺存在自身免疫攻击而使甲状腺细胞受到破坏[13]。这种情况下,对患者给予硒元素的补充,常有一定效果。研究发现,治疗剂量的硒可以使患者甲状腺自身抗体下降,但是需要坚持,不可"三天打鱼两天晒网"。

研究还发现,甲亢患者给予硒治疗时,患者的甲状腺功能可较快恢复正常;流行病学证据表明,硒摄入量与癌症死亡率呈负相关。在甲状腺癌的甲状腺组织中,硒的含量显著低于甲状腺其他疾病和健康人群。

补硒利器——硒酵母

在甲状腺疾病治疗方面,用硒治疗的疗程要足够长,硒制剂里真正的硒含量要够,生产流程要没有问题。最简单的方法是通过药物补充,目前常用的药物是硒酵母,有药片和胶囊两种,一般认为药片的吸收更好一些。它是利用酵母开发出来的一种有机硒,已证明硒酵母远比无机硒安全、稳定、易吸收。硒作为微量元素,也不可过多摄取。

世界卫生组织建议,人体日常膳食供给量中每天应有 50～

呵护你的甲状腺——变幻莫测的人体小蝴蝶

250 微克硒。而中国大部分地区人均硒摄入量仅约 50 微克,我们建议,甲状腺疾病的患者根据具体病情每天摄取的硒保持在 180～270 微克。

调整膳食结构补充硒

我们可以通过膳食结构调整补充微量元素硒的摄取,胚芽类谷物、牛肉、蛋类、动物内脏、海产品等相对含硒量高。需要注意的是,食物中硒含量高,并不等于对其吸收就高。一般而言,人对菌类有机硒利用率可达 70％～90％,而鱼类及谷类所含硒利用率为 70％左右。因此硒的正确食物摄取方式是多吃强化补充有机硒的食品,同时多吃水果、蔬菜等富含维生素 A、C、E 的食物,以帮助硒的吸收。

 ## 第四节　小蝴蝶原来也是"吃货"

饮食不一定是诱发疾病的直接原因,但合理饮食对身体有益,有一定调节身体的功效。人体小蝴蝶也需要合适的饮食菜单,以改善不适症状、保持健康。

(一) 四款膳食缓解甲亢症状

甲亢属中医"瘿病""瘿气"范畴。甲亢以阴虚为本,相火妄盛为标,气滞、痰凝、血瘀是本病的基本病理因素。甲亢病情受饮食因素影响,适宜的膳食对患者康复有益。因此甲亢患者在饮食上需调剂。

甲亢患者的饮食总原则

首先,甲亢患者要注重高热量、高蛋白质、高维生素饮食。当人体小蝴蝶患上甲亢时,患者会表现

视频

为多食、消瘦、多汗。"三高"饮食可以弥补患者的过度消耗,避免患者营养不良,维持人体正常活动需要的生理功能。

其次,适当补充钙、磷、钾,可以防止骨质疏松和病理性骨折。特别对症状长期不能控制的患者或老年患者,应适量增加钙和磷的补给。在合并低钾周期性瘫痪时,要选用富含钾的食物。

第三,忌碘。碘是合成甲状腺激素的原料,碘可诱发甲亢,在治疗阶段或甲亢治疗疗程结束阶段应忌碘。

第四,补充锌和镁。甲亢伴低钾周期性瘫痪时,镁的含量显著减少,这是机体持续低钾的原因。甲亢时由于肠蠕动增加、锌吸收减少、汗液中锌丢失而引起低锌。低锌与甲亢脱发有一定关系,并可引起月经周期延长甚至闭经。

甲亢患者吃什么

甲亢患者适宜食物一览表

类型	食　　物
主食及豆类	粳米、小麦、芡实、燕麦、荞麦、高粱、豆类及其制品
肉蛋奶	猪肉、牛肉、鹅肉、兔肉、野兔肉、鸭肉、鳝鱼、鲤鱼、鲫鱼、青鱼、鲍鱼、泥鳅、武昌鱼、鲈鱼、甲鱼、田螺、牛奶、淡菜、鸡蛋
蔬菜	萝卜、番茄、芹菜、白菜、圆白菜、油菜、茄子、苦瓜、洋葱、荠菜、南瓜、西瓜、冬瓜、黄瓜、丝瓜、山药、藕、荸荠、芦笋、竹笋、黄花菜、黑木耳、香菇
水果	橄榄、桑椹、石榴、沙棘、番木瓜、山楂、苹果、大枣、乌梅

四款膳食改善甲亢患者不适症状

甲亢患者除了有一些高代谢综合征的表现之外,还会合并其他不适,下面给患者介绍四款简单好用的膳食方,可以辅助缓解不适。

酸枣仁饮

膳食配方:炒酸枣仁、百合各 15 克,莲子心 3 克;

制作及服法:水煎代茶饮;

适用患者:甲亢患者合并不寐。

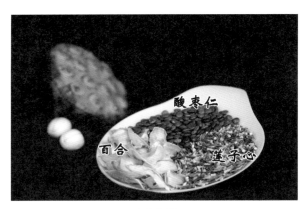

酸枣仁饮

黄花菜汤

膳食配方:黄花菜 50 克,甘草 3 克,白芍、郁金、合欢花、柏子仁、陈皮各 6 克;

制作及服法:水煎服;

适用患者:甲亢患者合并焦虑。

鲫鱼粥

膳食配方:鲫鱼 100 克(去鳞、鳃及内脏),用纱袋装,糯米

50 克；

　　制作及服法：煮粥食用；

　　适用患者：甲亢患者合并胫前黏液水肿。

　　猪肾栗子粥

　　膳食配方：猪腰子 150 克，栗子肉 30 克（捣碎），枸杞子 15 克，大米 50 克；

　　制作及服法：煮粥食用；

　　适用患者：甲亢患者合并肌无力。

（二）补肾温阳缓解甲减症状

　　甲减当属中医"虚劳"范畴，中医学认为此病多是由先天禀赋不足、后天失养，或者是积劳内伤、久病失调，引起肾气、脾气不足，继而脾肾阳虚所致。

　　甲减患者主要表现为神疲乏力、畏寒怯冷。证候以肾阳虚、脾肾阳虚为多，治则常见温肾助阳、温肾健脾利水、补脾益肾等。基本方子中，附子、仙茅、菟丝子、肉桂、淫羊藿均属温补肾中阳气之品；杜仲、熟地黄、山茱萸、枸杞子、山药俱为滋阴益肾，取其"阴中求阳"之意；黄芪、茯苓、白术益气健脾，扶护后天。

　　甲减，中医辨证阳虚为主要方面，阳虚则生内寒。因而饮食应以温阳补虚食品为要，禁忌过食生冷的食物如冰淇淋、刺身。甲减患者具体该怎么吃呢？

　　甲减患者的饮食总原则

　　适当补碘：有助于甲状腺激素合成。

　　补充蛋白质：甲减时因小肠黏膜更新速度减慢，消化液分泌腺体受影响，酶活力下降，白蛋白也下降，所以应及时补充以改善病情。

限制脂肪：甲减时血浆胆固醇合成虽不快，但排出较缓慢，所以要限制脂肪摄入，同时也应限制富含胆固醇饮食。

补充铁剂和叶酸：甲状腺激素不足，可影响红细胞生成素合成而致骨髓造血功能减低、铁吸收障碍，还与胃酸内因子、维生素 B_{12}、叶酸等缺乏有关。甲减患者往往合并贫血，应补充富含铁的食物和维生素 B_{12}，必要时要给予叶酸、铁制剂等。

甲减患者吃什么

甲减患者适宜食物一览表

类型	食物
主食及豆类	粳米、籼米、小麦、荞麦、玉米、豆类及其制品等
肉蛋奶	牛肉、羊肉、海鱼、甲鱼、牛奶、鸡蛋等
蔬菜	萝卜、韭菜、芹菜、白菜、菠菜、油菜、番茄、香菇、大蒜等
水果	香蕉、山楂、猕猴桃、胡桃、橙子、苹果等

甲减患者吃点暖身菜

甲减患者适宜吃暖身菜，在天气寒冷的时候更要注意温补。下面介绍两款适合患者食用的养生菜。

核桃仁鸡丁

膳食配方：鸡胸脯肉 250 克，核桃仁 100 克，香菇、玉兰片各 15 克，火腿 10 克，蛋清 1 个。

做法：将鸡胸脯肉去筋切丁，用蛋清和湿淀粉浆好；香菇、玉兰片、火腿切小块；核桃仁用热油炸成黄色。将鸡丁用热油滑至七成熟，沥去油；再放香菇、玉兰片、火腿和适量清汤，放味精、料酒、精盐，勾芡，淋上鸡油，放入核桃仁，翻炒几下即可。

香菇海参羹

膳食配方:鲜海参 1 只,鲜香菇 100 克,姜葱各 5 克,鸡汤、黄酒、盐各适量。

做法:香菇洗净切片;处理好的鲜海参切薄片;姜拍松,葱切段。把海参放入炖锅内,加入香菇、鸡汤、姜块、葱段、黄酒,大火烧开后用小火炖 40 分钟,加盐调味即成。

第五节　小蝴蝶的季节冷暖

春季温暖、夏天炎热、秋日天凉,隆冬严寒。人体可以感受四季流转的温度变化并随之调节体温,然而身患甲状腺疾病的人,可能没有很好办法去适应环境温度的变化,而表现出与常人不同的异样情况。这可怎么办呢?

(一)三伏天不怕热,甲减患者度夏攻略

夏天能见到美丽的蝴蝶,扇动翅膀在空中跳舞,但蝴蝶也怕热,它可以通过挥动翅膀、在树荫下乘凉、躲进灌木丛中等方式进行散热。

有一群人在三伏天也一点都不怕热,不开空调,不吹电扇,照样怡然自得。其实啊,这可能是他们体内的小蝴蝶出现了问题,赶紧去医院查下甲状腺功能,有可能是与甲状腺的某些疾病相关。

音频

不怕热,提示可能甲减了

三伏天都不怕热,可能患甲减了,前面已经介绍过这是一类由于不同原因引起的甲状腺激素合成、分泌或生物效应不足所致的机体代谢减低的综合征。

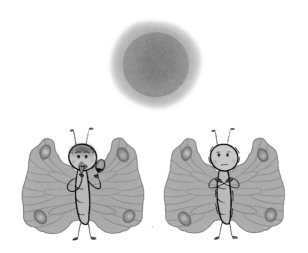

　　甲减患者，除了夏天不怕热、冬天更怕冷之外，还有其他症状表现。比如说莫名其妙的乏力，皮肤粗糙泛白，吃不下饭，便秘，变胖；有时候甚至神情淡漠，记性差，反应迟钝；还可能会表现出心肺功能问题，如气短、胸闷等；在生殖系统方面，女性也可能表现为经期延长、月经量过多，男性则有性功能减退的表现。

　　如果有上述表现中的任何一项，都建议查一下甲状腺功能。一旦发现甲减，大家要尽早规范诊疗。

甲减患者的三伏天保健

　　如果确诊为甲减，也不用着急。通过甲状腺激素替代疗法来治疗、可以改善症状，缓解病情。

　　在这里我们也给甲减的患者提供以下安度夏日的方法：

　　不吃寒凉食物——如西瓜、冷饮，寒凉食物可能会造成胃肠道不适；

　　多多补充水分——防止皮肤干燥、头发脱落；

携带长袖外套——空调温度低的地方可以及时穿上避凉；

避免熬夜贪玩——充足的睡眠可帮助提高自身免疫力；

谨遵医嘱用药——规范诊疗是控制病情最重要的法宝。

（二）三九天更怕冷，甲减患者越冬宝典

冬天到了，蝴蝶不见了，它们隐藏起身影开始越冬。人体的小蝴蝶和自然界的小蝴蝶一样，如果遭遇了甲减，机体产热不足，患者本身就会怕冷，一到冬天，特别是三九天比常人更不耐冷，越冬也变成了一件难熬的事儿。平素就怕冷的甲减患者如何度过漫漫寒冬？常言道，慢性病是三分治七分养，甲减患者不仅需要坚持正常的甲状腺激素替代治疗，还应在日常生活中根据自身及季节特点调节生活方式和饮食习惯等。生活调养也是辅助治疗和自我治疗的好方法。

甲减患者冬天生活把握两原则

日常生活中把握两个原则，可以更好地度过寒冷的冬季。

原则一：生活起居避寒保暖。甲减患者的身体产热量下降，免疫力及抵抗力较差，在冬季比一般的人更容易怕冷、受寒更容易感冒，所以就更应当注意防寒保暖。人体必须适应四时阴阳变化，才能与自然界保持协调平衡。冬季天寒地冻、草木凋零，是自然界万物闭藏的季节，人的阳气也要潜藏于内。因此，冬季养生的基本原则也当讲"藏"，如中医古书上所说的冬季要"早卧晚起，以待日光"，这是因为冬季寒冷，早晚尤甚。甲减患者本身由于缺少甲状腺激素，体温偏低，在清晨和傍晚就更不宜外出活动。而且清晨的空气质量并不像人们一般认为的那么"新鲜"，反而是最差的时候，对有早起锻炼习惯的中老年人来说，冬季应当尽量推迟早起锻炼时间，避免受寒。多活动多锻炼可以使经

络通畅、气血流通,增强甲减患者的抵抗力和产热量,要注意防止运动过于剧烈,过度运动不仅无益于健康,还可能诱发老年人的心脑血管疾病发作。像甩手、捶背、散步、太极拳等锻炼方法很适合中老年甲减患者。

原则二:搓手暖脚促循环。甲减患者末梢循环不好,容易手足发凉,四肢欠温。在寒冷的冬日,这些身体暴露的部位就更容易受寒。中医学认为,阴经阳经等十二经脉多在手指处交会,手上有许多穴位,经常搓揉按摩不仅可活动关节,有利气血经脉通畅,提升阳气防寒保暖,还可以帮助甲减患者缓解手胀、晨起手指关节僵硬症状。这种保健方法十分简便,你在看电视或坐车的时候都可以做。老百姓还常说,寒从脚下起,护好脚身上就暖。这是有一定科学道理的。甲减患者每天晚上特别是睡前用一盆热水泡脚半小时,边泡边搓,不仅能促进血液循环,还能改善睡眠,与现在社会上流行的足疗有相似作用,可谓免费的家庭足疗。

甲减患者冬天饮食建议

甲减患者冬天饮食也有两点建议。

建议一:宜温补忌寒凉。在祖国医学看来,日

视频

常食物有寒凉温热之性。中医认为阳气有温煦机体、促进气血运行的作用,阳虚则寒。甲减病友怕冷喜热乏力,多属中医的阳虚,冬天寒冷时最适宜进食温补。在肉类食品中,羊肉、狗肉、鹿肉、牛肉等性属温热滋补,蛋白质含量高,热量高,可以多吃。从西医角度看,在蛋白质营养不良条件下,甲状腺功能有低下趋势,供应足够的蛋白质和热量,能改善甲状腺功能。蔬菜类中韭菜、山药可以温阳健脾,瓜果类中胡桃肉可以补肾温阳,甲减病友宜多食用。寒凉生冷之品如冷饮、苦瓜、西瓜、菊花茶等则少

吃为好,大闸蟹性凉不宜多吃,我们平时吃螃蟹沾姜末也是为了避免其寒性。由于甲减患者胃肠功能减弱,不容易消化,容易出现腹胀等问题,海产品最好清蒸着吃,不仅能保持味道的鲜美,还能避免因油腻加重胃肠负担。

建议二:宜低盐忌偏咸。甲减患者由于黏液性水肿常常手足肿胀、身体发胖,咸的食物会引起水纳潴留而加重黏液性水肿。虽说甲减患者不像肾病患者一样要严格限制食盐的摄入,但也要少吃偏咸的食品(如腌制的咸菜等)为好。

中医学认为"药食同源",药物治病,重在攻邪;食物疗养,重在扶正。我国民间也有冬季进补的习惯,甲减患者可以在冬季选择食用一些药食同源的中药。我们首先推荐黄芪这味中药,黄芪擅长补气温阳,夏天吃多了可能会上火,冬天则让人精力改善,特别适合甲减患者自制药膳和煲汤。

 第六节　脱发原来是小蝴蝶惹的祸

"发际线危机"是对女性容貌的灾难性影响,一头乌黑靓丽的长发往往能为职场女性加分不少。然而现实生活中,很多人小小年纪就开始掉头发,有四成女性备受脱发的困扰,头发逐渐稀疏;男性则会出现传说中的"荷包蛋""地中海"。

在医学中,脱发有很多不同的类型,有头发本身的原因引起的脱发(如脂溢性脱发、斑秃等),以及头发以外的原因引起的脱发(如病理性脱发、化学性脱发等)。在各类脱发中,病理性脱发也就暗示着某些疾病的潜伏,今天我们就看其中最大的潜伏者——甲状腺疾病。

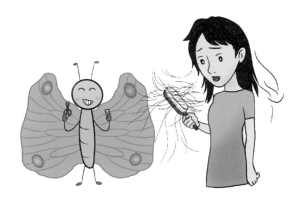

（一）女性病理性脱发原因，甲状腺功能异常排首位

脱发的发生与内分泌功能失调密切相关，人体小蝴蝶是人体最重要的内分泌器官之一，它与脱发理所当然关系密切。一般来说，引起女性脱发的原因可多达 30 种，在常见的病理性原因中，我们发现甲状腺排在最前面。

甲状腺激素是调节人体功能最重要的激素之一，被称为"生命之火"，"生命之火"可以促进机体生长发育，调节碳水化合物、脂肪和蛋白质的代谢，毛发代谢也受到甲状腺的调控。当甲状腺功能异常时，头发会出现生长困难，从而导致脱落。

除了甲状腺激素的直接因素之外，还有两个间接因素导致脱发：甲状腺功能紊乱会引起贫血，由于血液中的红细胞减少，头皮得到的血氧量下降，毛囊"饥饿"，头发会慢慢脱落，头皮显现；另外，甲状腺功能紊乱还会引起情志改变，精神压力大也会引起头皮立毛肌收缩、血液循环不畅、皮脂腺分泌过多油脂，从而降低头发的生存质量，导致发际线后退。

（二）甲状腺功能"向左走向右走"，都可能导致脱发

我们知道，甲状腺功能出现紊乱，向左走是甲亢，会释放过多的甲状腺激素入血，加速身体的代谢过程；向右走则是甲减，甲状腺激素合成及分泌减少，能量消耗得慢，代谢速度也变慢。

甲亢会使头发毛囊变成急性子

现代医学发现，不管是甲亢还是甲减，都有可能导致脱发。甲亢可使头发质地变细变软、油脂增多，伴有明显的脱发。过多的甲状腺激素会缩短毛囊的生长周期，其生长期、退行期和休止期都会缩短。就像甲亢患者会变得脾气暴躁一样，毛囊也会变成急性子：处于退行期和休止期的头发掉落提速，新头发却来不及补仓，或因为生长期时间短，长得不够结实。

甲减导致毛发提前进入休止期

甲减会导致头发干燥、脆弱易折、色泽灰暗，并伴有休止期脱发，有些人还会出现头发提早变白。休止期脱发是指毛发提前进入休止期而造成短时间内大量脱落的现象。甲状腺激素具有维持毛发生长期的作用，甲减时甲状腺激素分泌减少，毛发生长期无法维持，提前进入休止期，导致休止期脱发。此外，甲状腺激素还可以刺激毛发色素形成。甲减患者头发的黑色素生成减少，因此会提早出现白发。

（三）脱发不代表病情很严重，勿慌张

一般来说，甲状腺出了问题，不只引起掉头发，还会伴有其他很多症状。它通常还伴随体重的增加或降低、对冷或热的敏感及心率的变化等。如甲亢的时候，会情绪暴躁，有点神经质，精力过盛，出汗多，脉搏加速，对湿热敏感，入睡难，吃得多，大便

次数增多,体重下降;甲减则会有乏力怕冷,伴有嗜睡、指甲变脆、皮肤干燥、食欲下降、体重增加、便秘等症状。

需要注意的是,不是所有的甲减患者都会脱发,个体差异很大。甲减病情与脱发程度之间也没有明确关联,有的人只有轻微甲减,脱发却非常严重;有的人是严重甲减,却不出现毛发脱落。另外,脱落的不都是头发。其他部位的毛发一样会脱落,像眉毛、睫毛、腋下和外阴的毛发等也会脱落。不过,大家不要担心,甲减引起的毛发脱落一般会在甲减完全控制后一年左右重新生长。

简而言之,甲状腺功能紊乱引发的脱发与常见的男性型脱发相似,只是它更分散一些,一般遍及整个头部。因此,如果你的头发常常干燥、易断,或者脱发的现象比较严重,就有必要怀疑是不是甲状腺出现了问题。

结束语

亲爱的朋友们，读完这本书，不知道你是否对"人体小蝴蝶"甲状腺有了全面的了解。

在这本书里，我们首先介绍了甲状腺的生理位置，它的内部结构与周围毗邻的器官，以及甲状腺在人体中无可替代的生理作用。接着，我们通过一章的篇幅，简单展示了现代医学的检验检查手段如何发现甲状腺的异常，对其中验血、B超检查、同位素检查的重要性做了详细说明。在本书的主体章节"第三章"中，我们将甲状腺幻化成不同状态的人体小蝴蝶，进而详细介绍了不同的甲状腺疾病，以及它们各自有针对性的诊治、康复、预防的措施，希望患者在了解相关内容后，能更好地控制自身疾病，重获健康。结尾部分，对于一些患者较为关心的疾病日常保健知识，提供了指导性建议。

本书秉持着"上医治未病"的理念，不仅仅从西医的视角阐述疾病，也融入中医精粹，为读者提供中西医整合防治甲状腺疾病策略。

我们希望每一位读过这本书的朋友，能切实有所收获，成为自己的"上医"。在甲状腺疾病未发生时，学会预防方法，远离甲状腺疾病，达到"治未病"之效；即便已经发生了甲状腺疾病，也希望患者能以科学的态度应对疾病，并且能运用书中的知识，平稳地控制疾病，重获健康状态。

　　最后祝愿大家的人体小蝴蝶都能保持健康，点燃绚烂多彩的生命之火，绽放健康美丽的人生！

参考文献

［1］段文若.甲状腺疾病的诊断及个体化治疗［M］.北京:人民卫生出版社,2012:251－252.

［2］中华医学会,中华医学会杂志社,中华医学会全科医学分会,中华医学会《中华全科医师杂志》编辑委员会,内分泌系统疾病基层诊疗指南编写专家组.甲状腺功能亢进症基层诊疗指南(2019年)［J］.中华全科医师杂志,2019,18(12):1118－1128.

［3］中华医学会内分泌学分会.成人甲状腺功能减退症诊治指南［J］.中华内分泌代谢杂志,2017,33(2):167－180.

［4］李青,贾伟平.桥本甲状腺炎并干燥综合征一例［J］.上海医学,2005,28(1):83.

［5］余学锋.内分泌代谢疾病诊疗指南(第3版)［M］.北京:科学出版社,2013:97－99.

［6］孔畅,赵泉霖.中医辨治桥本氏甲状腺炎合并干燥综合征的体会［J］.四川中医,2014,32(7):42－43.

［7］韩莹,苏彤,王本鹏.常见甲状腺疾病的自然疗法［M］.北京:中国医药科技出版社,2007:131－133.

［8］中华医学超声杂志(电子版)编辑委员会浅表器官学组.甲状腺结节超声诊断规范［J］.中华医学超声杂志(电子版),

2017,14(4):241-244.

［9］方朝晖.中西医结合治疗甲状腺相关疾病［M］.北京:科学出版社,2016:148-149.

［10］中华医学会核医学分会. [131]I 治疗格雷夫斯甲亢指南(2021 版)［J］.中华核医学与分子影像杂志,2021,41(4):242-253.

［11］中华医学会内分泌学分会,中华医学会围产医学分会.妊娠和产后甲状腺疾病诊治指南(第 2 版)［J］.中华内分泌代谢杂志,2019,35(8):636-665.

［12］中华医学会地方病学分会,中国营养学会,中华医学会内分泌学分会.中国居民补碘指南［M］.北京:人民卫生出版社,2018:15-16.

［13］高怡文.补硒不能过量［N］.上海大众卫生报,2021-1-22(7).